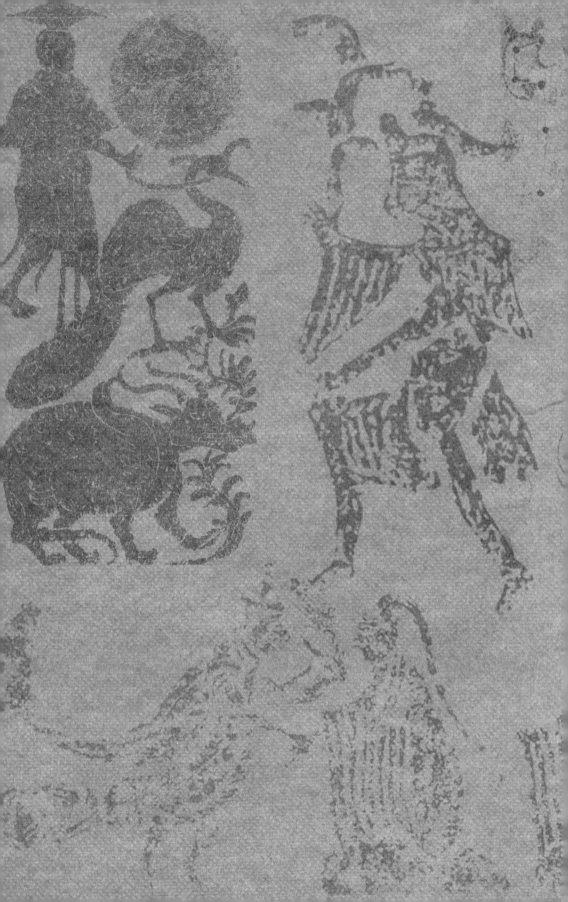

中国古医籍整理丛书

本草明览

清·佚名 撰

陈仁寿 王明强 严姝霞 苏文文 校注

中国中医药出版社
·北 京·

图书在版编目（CIP）数据

本草明览/（清）佚名撰；陈仁寿等校注. —北京：中国中医药出版社，2015.12

（中国古医籍整理丛书）

ISBN 978 - 7 - 5132 - 2998 - 2

Ⅰ.①本… Ⅱ.①佚… ②陈… Ⅲ.①本草 - 中国 - 清代 Ⅳ.①R281.3

中国版本图书馆 CIP 数据核字（2015）第 298438 号

中 国 中 医 药 出 版 社 出版

北京市朝阳区北三环东路 28 号易亨大厦 16 层

邮政编码 100013

传真 010 64405750

三河市鑫金马印装有限公司印刷

各地新华书店经销

*

开本 710×1000 1/16 印张 9.75 字数 53 千字

2015 年 12 月第 1 版 2015 年 12 月第 1 次印刷

书 号 ISBN 978 - 7 - 5132 - 2998 - 2

*

定价 29.00 元

网址 www.cptcm.com

前　言

　　中医药古籍是传承中华优秀文化的重要载体，也是中医学传承数千年的知识宝库，凝聚着中华民族特有的精神价值、思维方法、生命理论和医疗经验，不仅对于传承中医学术具有重要的历史价值，更是现代中医药科技创新和学术进步的源头和根基。保护和利用好中医药古籍，是弘扬中国优秀传统文化、传承中医学术的必由之路，事关中医药事业发展全局。

　　1949年以来，在政府的大力支持和推动下，开展了系统的中医药古籍整理研究。1958年，国务院科学规划委员会古籍整理出版规划小组在北京成立，负责指导全国的古籍整理出版工作。1982年，国务院古籍整理出版规划小组召开全国古籍整理出版规划会议，制定了《古籍整理出版规划（1982—1990）》，卫生部先后下达了两批200余种中医古籍整理任务，掀起了中医古籍整理研究的新高潮，对中医文化与学术的弘扬、传承和发展，发挥了极其重要的作用，产生了不可估量的深远影响。

　　2007年《国务院办公厅关于进一步加强古籍保护工作的意见》明确提出进一步加强古籍整理、出版和研究利用，以及

"保护为主、抢救第一、合理利用、加强管理"的方针。2009年《国务院关于扶持和促进中医药事业发展的若干意见》指出，要"开展中医药古籍普查登记，建立综合信息数据库和珍贵古籍名录，加强整理、出版、研究和利用"。《中医药创新发展规划纲要（2006—2020）》强调继承与创新并重，推动中医药传承与创新发展。

2003～2010年，国家财政多次立项支持中国中医科学院开展针对性中医药古籍抢救保护工作，在中国中医科学院图书馆设立全国唯一的行业古籍保护中心，影印抢救濒危珍本、孤本中医古籍1640余种；整理发布《中国中医古籍总目》；遴选351种孤本收入《中医古籍孤本大全》影印出版；开展了海外中医古籍目录调研和孤本回归工作，收集了11个国家和2个地区137个图书馆的240余种书目，基本摸清流失海外的中医古籍现状，确定国内失传的中医药古籍共有220种，复制出版海外所藏中医药古籍133种。2010年，国家财政部、国家中医药管理局设立"中医药古籍保护与利用能力建设项目"，资助整理400余种中医药古籍，并着眼于加强中医药古籍保护和研究机构建设，培养中医古籍整理研究的后备人才，全面提高中医药古籍保护与利用能力。

在此，国家中医药管理局成立了中医药古籍保护和利用专家组和项目办公室，专家组负责项目指导、咨询、质量把关，项目办公室负责实施过程的统筹协调。专家组成员对古籍整理研究具有丰富的经验，有的专家从事古籍整理研究长达70余年，深知中医药古籍整理研究的重要性、艰巨性与复杂性，履行职责认真务实。专家组从书目确定、版本选择、点校、注释等各方面，为项目实施提供了强有力的专业指导。老一辈专家的学术水平和智慧，是项目成功的重要保证。项目承担单位山东中医药大学、南京中医药大学、上海中医药大学、福建中医药大学、浙江省中医药研究院、陕西省中医药研究院、河南省中医药研究院、辽宁中医药大学、成都中医药大学及所在省市中医药管理部门精心组织，充分发挥区域间互补协作的优势，并得到承担项目出版工作的中国中医药出版社大力配合，全面推进中医药古籍保护与利用网络体系的构建和人才队伍建设，使一批有志于中医学术传承与古籍整理工作的人才凝聚在一起，研究队伍日益壮大，研究水平不断提高。

本着"抢救、保护、发掘、利用"的理念，该项目重点选择近60年未曾出版的重要古医籍，综合考虑所选古籍的保护价值、学术价值和实用价值。400余种中医药古籍涵盖了医经、基础理论、诊法、伤寒金匮、温病、本草、方书、内科、外科、女科、儿科、伤科、眼科、咽喉口齿、针灸推拿、养生、医案医话医论、医史、临证综合等门类，跨越唐、宋、金元、明以迄清末。全部古籍均按照项目办公室组织完成的行业标准《中医古籍整理规范》及《中医药古籍整理细则》进行整理校注，绝大多数中医药古籍是第一次校注出版，一批孤本、稿本、抄本更是首次整理面世。对一些重要学术问题的研究成果，则集中收录于各书的"校注说明"或"校注后记"中。

"既出书又出人"是本项目追求的目标。近年来，中医药古籍整理工作形势严峻，老一辈逐渐退出，新一代普遍存在整理研究古籍的经验不足、专业思想不坚定等问题，使中医古籍整理面临人才流失严重、青黄不接的局面。通过本项目实施，搭建平台，完善机制，培养队伍，提升能力，经过近5年的建设，锻炼了一批优秀人才，老中青三代齐聚一堂，有效地稳定了研究队伍，为中医药古籍整理工作的开展和中医文化与学术的传承提供必备的知识和人才储备。

本项目的实施与《中国古医籍整理丛书》的出版，对于加强中医药古籍文献研究队伍建设、建立古籍研究平台，提高古籍整理水平均具有积极的推动作用，对弘扬我国优秀传统文化，推进中医药继承创新，进一步发挥中医药服务民众的养生保健与防病治病作用将产生深远影响。

第九届、第十届全国人大常委会副委员长许嘉璐先生，国家卫生计生委副主任、国家中医药管理局局长、中华中医药学会会长王国强先生，我国著名医史文献专家、中国中医科学院马继兴先生在百忙之中为丛书作序，我们深表敬意和感谢。

由于参与校注整理工作的人员较多，水平不一，诸多方面尚未臻完善，希望专家、读者不吝赐教。

国家中医药管理局中医药古籍保护与利用能力建设项目办公室
二〇一四年十二月

许 序

"中医"之名立，迄今不逾百年，所以冠以"中"字者，以别于"洋"与"西"也。慎思之，明辨之，斯名之出，无奈耳，或亦时人不甘泯没而特标其犹在之举也。

前此，祖传医术（今世方称为"学"）绵延数千载，救民无数；华夏屡遭时疫，皆仰之以度困厄。中华民族之未如印第安遭染殖民者所携疾病而族灭者，中医之功也。

医兴则国兴，国强则医强。百年运衰，岂但国土肢解，五千年文明亦不得全，非遭泯灭，即蒙冤扭曲。西方医学以其捷便速效，始则为传教之利器，继则以"科学"之冕畅行于中华。中医虽为内外所夹击，斥之为蒙昧，为伪医，然四亿同胞衣食不保，得获西医之益者甚寡，中医犹为人民之所赖。虽然，中国医学日益陵替，乃不可免，势使之然也。呜呼！覆巢之下安有完卵？

嗣后，国家新生，中医旋即得以重振，与西医并举，探寻结合之路。今也，中华诸多文化，自民俗、礼仪、工艺、戏曲、历史、文学，以至伦理、信仰，皆渐复起，中国医学之兴乃属必然。

迄今中医犹为国家医疗系统之辅，城市尤甚。何哉？盖一则西医赖声、光、电技术而于20世纪发展极速，中医则难见其进。二则国人惊羡西医之"立竿见影"，遂以为其事事胜于中医。然西医已自觉将入绝境：其若干医法正负效应相若，甚或负远逾于正；研究医理者，渐知人乃一整体，心、身非如中世纪所认定为二对立物，且人体亦非宇宙之中心，仅为其一小单位，与宇宙万象万物息息相关。认识至此，其已向中国医学之理念"靠拢"矣，虽彼未必知中国医学何如也。唯其不知中国医理何如，纯由其实践而有所悟，益以证中国之认识人体不为伪，亦不为玄虚。然国人知此趋向者，几人？

国医欲再现宋明清高峰，成国中主流医学，则一须继承，一须创新。继承则必深研原典，激清汰浊，复吸纳西医及我藏、蒙、维、回、苗、彝诸民族医术之精华；创新之道，在于今之科技，既用其器，亦参照其道，反思己之医理，审问之，笃行之，深化之，普及之，于普及中认知人体及环境古今之异，以建成当代国医理论。欲达于斯境，或需百年欤？予恐西医既已醒悟，若加力吸收中医精粹，促中医西医深度结合，形成21世纪之新医学，届时"制高点"将在何方？国人于此转折之机，能不忧虑而奋力乎？

予所谓深研之原典，非指一二习见之书、千古权威之作；就医界整体言之，所传所承自应为医籍之全部。盖后世名医所著，乃其秉诸前人所述，总结终生行医用药经验所得，自当已成今世、后世之要籍。

盛世修典，信然。盖典籍得修，方可言传言承。虽前此50余载已启医籍整理、出版之役，惜旋即中辍。阅20载再兴整理、出版之潮，世所罕见之要籍千余部陆续问世，洋洋大观。

今复有"中医药古籍保护与利用能力建设"之工程，集九省市专家，历经五载，董理出版自唐迄清医籍，都 400 余种，凡中医之基础医理、伤寒、温病及各科诊治、医案医话、推拿本草，俱涵盖之。

噫！璐既知此，能不胜其悦乎？汇集刻印医籍，自古有之，然孰与今世之盛且精也！自今而后，中国医家及患者，得览斯典，当于前人益敬而畏之矣。中华民族之屡经灾难而益蕃，乃至未来之永续，端赖之也，自今以往岂可不后出转精乎？典籍既蜂出矣，余则有望于来者。

谨序。

第九届、十届全国人大常委会副委员长

许嘉璐

二〇一四年冬

王 序

中医学是中华民族在长期生产生活实践中，在与疾病作斗争中逐步形成并不断丰富发展的医学科学，是中国古代科学的瑰宝，为中华民族的繁衍昌盛作出了巨大贡献，对世界文明进步产生了积极影响。时至今日，中医学作为我国医学的特色和重要医药卫生资源，与西医学相互补充、相互促进、协调发展，共同担负着维护和促进人民健康的任务，已成为我国医药卫生事业的重要特征和显著优势。

中医药古籍在存世的中华古籍中占有相当重要的比重，不仅是中医学术传承数千年最为重要的知识载体，也是中医为中华民族繁衍昌盛发挥重要作用的历史见证。中医药典籍不仅承载着中医的学术经验，而且蕴含着中华民族优秀的思想文化，凝聚着中华民族的聪明智慧，是祖先留给我们的宝贵物质财富和精神财富。加强对中医药古籍的保护与利用，既是中医学发展的需要，也是传承中华文化的迫切要求，更是历史赋予我们的责任。

2010 年，国家中医药管理局启动了中医药古籍保护与利用能力建设项目。这既是传承中医药的重要工程，也是弘扬优秀民族文化的重要举措，不仅能够全面推进中医药的有效继承和创新发展，为维护人民健康做出贡献，也能够彰显中华民族的璀璨文化，为实现中华民族伟大复兴的中国梦作出贡献。

相信这项工作一定能造福当今，嘉惠后世，福泽绵长。

国家卫生与计划生育委员会副主任

国家中医药管理局局长

中华中医药学会会长

王国强

二〇一四年十二月

王序

二

马 序

　　新中国成立以来，党和国家高度重视中医药事业发展，重视古籍的保护、整理和研究工作。自 1958 年始，国务院先后成立了三届古籍整理出版规划小组，分别由齐燕铭、李一氓、匡亚明担任组长，主持制订了《整理和出版古籍十年规划（1962—1972）》《古籍整理出版规划（1982—1990）》《中国古籍整理出版十年规划和"八五"计划（1991—2000）》等，而第三次规划中医药古籍整理即纳入其中。1982 年 9 月，卫生部下发《1982—1990 年中医古籍整理出版规划》，1983 年 1 月，中医古籍整理出版办公室正式成立，保证了中医古籍整理出版规划的实施。2002 年 2 月，《国家古籍整理出版"十五"（2001—2005）重点规划》经新闻出版署和全国古籍整理出版规划领导小组批准，颁布实施。其后，又陆续制定了国家古籍整理出版"十一五"和"十二五"重点规划。国家财政多次立项支持中国中医科学院开展针对性中医药古籍抢救保护工作，文化部在中国中医科学院图书馆专门设立全国唯一的行业古籍保护中心，国家先后投入中医药古籍保护专项经费超过 3000 万元，影印抢救濒危珍、善、孤本中医古籍1640余种，开展了海外中医古籍目录调研和孤本回归工作。2010年，国家财政部、国家中医药管理局安排国家公共卫生专项资金，设立了"中医药古籍保护与利用能力建设项目"，这是继1982～1986年第一批、第二批重要中医药古籍整理之后的又一次大规模古籍整理工程，重点整理新中国成立后未曾出版的重要古籍，目标是形成并普及规范的通行本、传世本。

为保证项目的顺利实施，项目组特别成立了专家组，承担咨询和技术指导，以及古籍出版之前的审定工作。专家组中的许多成员虽逾古稀之年，但老骥伏枥，孜孜不倦，不仅对项目进行宏观指导和质量把关，更重要的是通过古籍整理，以老带新，言传身教，培养一批中医药古籍整理研究的后备人才，促进了中医药古籍保护和研究机构建设，全面提升了我国中医药古籍保护与利用能力。

作为项目组顾问之一，我深感中医药古籍保护、抢救与整理工作的重要性和紧迫性，也深知传承中医药古籍整理经验任重而道远。令人欣慰的是，在项目实施过程中，我看到了老中青三代的紧密衔接，看到了大家的坚持和努力，看到了年轻一代的成长。相信中医药古籍整理工作的将来会越来越好，中医药学的发展会越来越好。

欣喜之余，以是为序。

中国中医科学院研究员

马继兴

二〇一四年十二月

校注说明

《本草明览》，11 卷，作者佚名，由清代钮文鳌于咸丰四年（1854）借抄于刘东孟家。

全书分草、木、谷、菜、果、玉石、兽、禽、虫鱼、人 10 部，共收载条目 375 种，涉及药物 370 余味。对每种药物的气味、升降、归经、毒性、功效主治等均有较详细的辨析，其中多为经验之谈，文字通俗精炼，易于诵读。

本书传世只有清咸丰四年钮文鳌抄本，现藏于上海图书馆。此次整理，以上海图书馆所藏钮文鳌抄本为底本，并参阅其他古代文献予以校注。

主要校注原则如下：

1. 采用简体横排形式，进行标点。

2. 底本中的夹注和眉批用另体小字，前加"［批］"，排于相关内容之下。

3. 底本中的异体字、古字、俗字予以径改。底本中的通假字，原文不改，首见出注。难字、生僻字酌加注释。

4. 底本中"己""巳"之类形近而误者径改，不出校记。

5. 底本中有明显脱误衍倒、漫漶不清，信而有征者，予以改正，并出校说明。

6. 底本中所列药名，按通用药名径改，不出校。

7. 底本目录与正文不尽相同，今据正文订正目录。

8. 本书"症""证"混用无别，现皆保其原貌，不作更改。

目 录

本草明览

二

---

① 计一百零八种：原作"计一百十九种"，据正文实际数改。

① 计二十一种：原作“计二十种”，据正文实际数改。

卷　七

卷　八

① 计三十七种：原作“计四十二种”，据正文实际数改。

卷　一

草　部

人　参

味甘，气温、微寒。气味俱轻，升也，阳也，阳中微阴。无毒。诸虚兼补，五脏兼调，健脉理中，生津止渴。却惊悸兮更除梦邪，养精神兮再安魂魄。温肠胃积冷，止霍乱吐泻。通畅血脉，滋补元阳。咳嗽虚而阴火盛者，有甘温除热①之功；胸胁满而心腹胀者，有塞因塞用之法。补上焦元气而泻脾、肺、胃中火邪，则升麻为引；补下焦元气而泻肾中火邪，则茯苓为使。芦可发吐，甘缓不峻，难服藜芦，用此可代。

人参甘味温无毒，善解虚烦补脏阳。

明目开心通血脉，安魂定魄睡安康。

最能利血除邪气，霍乱调中止渴良。

肠冷气虚胸膈逆，惊痫坚积是仙方。

按：东垣云：人参、黄芪、甘草三味，退虚火圣药也。丹溪治外感挟内伤症，但气虚热甚者，必与黄芪同用，以托正气。又恐性缓不能速达，少加附子，资其健悍之性，以助成功。盖火与元气势不两立，一胜一负，一盛一衰，《经》所谓"邪之所凑，其气必虚"是也。王节斋②云：肺受寒邪，短气、少气、虚喘俱宜用；肺受火邪，喘嗽及阴虚火动，劳嗽吐血勿用。盖

---

① 热：原作"湿"，据文义改。

② 王节斋：王纶，字汝言，号节斋。明成化年间慈溪（今浙江慈溪市）人。著有《明医杂著》《本草集要》《医论问答》等。

人参，入手太阴而能补火，故肺受火邪者忌之。此乃述海藏①
"肺寒用人参，肺热用沙参"，及后人"肺寒则可服，肺热则还
伤肺"之谕耳。安知寒热之中，犹有虚热②之别。肺中实热，
忌之固宜；肺中虚热，用之何害？况丹溪云虚火宜补，参、芪
之类是也。又曰龙火反治。夫龙雷之火，即虚火也。在人身虽
指下焦相火而言，然而上下同法，肺中虚火亦相侔③焉。此火
非水可扑，每当浓阴骤雨之时，火焰愈炽。太阳一照，火自消
弭。可见人身虚火，必非寒凉助水之药可制，务须补足元阳，
其火自退。补中有泻，泻中有补，正所谓甘温能除火热也。彼
不知能泻火邪，而反畏补火，惟引寒热，不辨虚实，真可哂④
也。大抵人参补虚，虚寒可补，虚热亦可补；气虚宜用，血虚
亦宜用。惟阴虚火动，劳嗽吐血，病久元气虚甚者，但恐不能
受补，非谓不可补也。张仲景治亡血脉虚，用此以补，非不知
其能动火也。盖谓补气则血自生，阴生于阳，甘能生血故耳。
葛可久⑤治痨瘵大吐血后，用此一味，名独参汤，亦非不知其
火载血上也，盖以血脱须先益其气耳。丹溪治劳嗽火盛，制琼
玉膏以之为君，亦用单煮，名人参膏，服后肺火反除，嗽病渐
愈者，又非虚火可补、龙火反治之验欤？抑又古方书云"诸痛
不宜服参、芪"，此亦指暴病、气实者而言，若久病气虚而痛，

---

① 海藏：王好古（约 1200—1264），字进之，号海藏，元代赵州（今
河北省赵县）人。著有《阴证略例》《医垒元戎》《此事难知》《癍论萃英》
《汤液本草》等。

② 热：据文义，疑当作"实"。

③ 侔（móu 谋）：相等，齐。

④ 哂（shěn 沈）：讥笑。

⑤ 葛可久：葛乾孙（1305—1353），字可久，元代长洲（今江苏苏州）
人。世医出身，著有《十药神书》《医学启蒙》等。对痨瘵治疗有丰富的经
验。

何当拘此？东垣治中汤与干姜同用，治腹痛吐逆者，亦谓里虚则痛，补不足也。医家临病用药，贵在察病虚实，自合矩度矣。

黄芪

味甘，气微温。气薄味厚，可升可降，阴中阳也。无毒。性畏防风，而防风能制黄芪，故得防风而其功愈大，盖相畏而相使者也。生用治痈疽，蜜炙补虚损。入手少阳三焦、手足肺脾太阴经。主丈夫小儿五劳七伤，骨蒸体瘦，消渴腹痛，泻痢肠风。治女子妇人月候不匀，血崩带下，胎前产后气耗血虚。益元阳，泻阴火。扶危济弱，稍亚人参。温分肉而充皮肤，肥腠理以司开阖。固盗汗、自汗，无汗则发，有汗则止。托阴疮、癞疮，排脓止痛，长肉生肌。外行皮毛，中补脾胃，下治伤寒尺脉不至，是上中下、内外、三焦药也。脾胃一虚，肺气先绝，必用黄芪益卫气而补三焦。原其功能，惟主益气，甄权谓其补肾者，气为水母也；《日华》谓其止崩带者，气旺则无下陷之忧也。

黄芪甘味温调血，主疗筋挛及癞风；

止渴补虚收盗汗，痈疽止痛又排脓。

按：参、芪甘温，俱能补益，症属虚损，并建其功。但人参惟补元气而调中，黄芪兼补卫气而实表。功既互施，用难一定。如患内伤，脾胃衰弱，脉息细微，发热恶寒，精神短少者，治之悉宜补中益气，须以人参加重为君，黄芪轻减为臣。若系表虚腠理不固，汗出亡阳，疮疡已溃，痘浆未足者，治之又宜实卫护荣，须让黄芪倍用为主，人参少入为辅焉。治病在药，用药在人，弗索骥而按图也。又云补气药多，则补血药亦从而补气；补血药多，则补气药亦从而补血。佐之以热则热，佐之以寒则寒。如当归补血汤，纵倍黄芪，以其性缓，随当归所引，故以补血立号；如补中益气汤，虽加当归，以其势寡，为参芪所据，故以益气专名；佐肉桂、附子少热，八味丸云；然加黄柏、知母，微寒补阴是尔。欲使轻重缓急之适中，惟在君臣佐使之勿失耳。

[批] 君药宜重，臣辅减轻。君胜于臣，天下平治；臣强于君，国祚将危。理势固然，药剂无异。

[批] 医无完体，应变而施，药不执方，合宜而用。

甘　草

味甘，气平。可升可降，阴中阳也。无毒。入脾、胃、肝经。生用泻火，炙用温中。悬痈可散，咽痛能除。同桔梗以治肺痿，合生姜以止下痢。却脐腹急痛，驱脏腑邪热。坚筋骨，长肌肉，健脾胃，补三焦。止渴除烦，养血下气。和诸药之性，解百药之毒。又因性缓，能解诸急，故热药用之缓其热，寒药用之缓其寒。如用于附子理中者，恐其僭①上；用于调胃承气者，恐其速下。是皆缓之，非谓和也。小柴胡汤，有柴胡、黄芩之寒，人参、半夏之温，合而为剂，此却调和相协，非谓缓焉。凤髓丹中又为补剂，虽缓肾湿，实益元阳。经云以甘补之、以甘缓之、以甘泻之，足可征矣。中满者，甘能作胀，切禁莫加。下焦性缓难达，务宜少用。凡诸呕吐，亦宜忌之。梢去小便涩疼，节消②痈疽㿑肿③，子除烦热。三者并宜生用。甘草润金宫④而滋脾土。甘能满中者，为土实者而言也。

按：五味之用，苦者直行而泻，辛者横行而散，甘者上行

---

① 僭（jiàn 建）：超越本分，以下犯上。
② 消：原脱，据《本草蒙筌·卷之一·草部上·甘草》补。
③ 㿑（xìn 信）肿：指局部皮肤红肿热痛。
④ 金宫：肺属金，金宫即肺脏。

而发，酸者束而收敛，咸者止而软坚。甘草味之极甘，当云上发可也。《本草》反言下气，何也？盖甘味有升降沉浮，可上可下，可内可外，有和有缓，有补有泻，居中之道，具尽故耳。

白 术

味苦、甘、辛，气温。味厚气薄，可升可降，阳中阴也。无毒。入脾、心、胃、二焦四经。乳汁润之，制其燥也。脾虚方宜土炒，须陈壁土为妙，窃彼气焉。惧其滞者，以姜汁炒之。除湿益燥，缓脾生津。驱胃脘食积痰涎，消脐腹水肿胀满。止呃逆霍乱，补劳倦内伤。间发痎①殊功两日一发者，卒暴注泄立效水泻不止者。或四制②以敛汗，或单味以调脾。治皮毛间风，利腰脐间血。故上而皮毛，中而心胸，下而腰脐，在气主气，在血主血，无汗则发，有汗则止，与黄芪同功。同枳实则为消痞，助黄芪乃可安胎。痈疽恐多生脓，奔豚虑其闭气。哮喘误服，壅塞难当。白术得中宫③冲和之气，故补脾胃之药，无出其右。土旺则能健运，故不能食者，食停滞者，有痞疾者，皆用之也。土旺则能胜湿，故患痰饮肿胀湿痹者，皆赖之。土旺则清气上升而精微上奉，浊气善降而糟粕下输，故吐泻者，不可缺也。

苍 术

入脾、胃二经。消痰结窠囊④，去胸中窄狭，治身面大风，风眩头痛，甚捷。辟山岚瘴气，瘟疫时气尤灵。暖胃安胎，宽

---

① 痎（jiē 接）：二日一发的疟疾。
② 四制：分作四份炮制，一份用黄芪同炒，一份用石斛同炒，一份用牡蛎同炒，一份用麸皮同炒。
③ 中宫：指脾胃。脾胃属土而居中，故称"中宫"。
④ 囊：原脱，据《本草蒙筌·卷之一·草部上·白术苍术》补。

中进食。驱痃癖气块，止心腹胀痛。雄上行之气，发汗而除上焦湿也，力更为优。辛烈善窜之性，除湿而补中焦气也，功犹未竭。又与黄柏同煎即二妙丸，健行下焦湿热。开郁有神功，肿胀为要药。

[批] 苍术出茅山为佳，米泔水浸炒用①。茅山，今江宁府句容县。

按：术虽二种，补脾燥湿，功用俱全。但白者补性多，且有敛汗之效。苍者治性多，惟专发汗之功。夫白术既燥而《本经》又谓生津，何也？盖脾恶湿，脾湿既胜，则气不得施行，津何由生？故曰：膀胱津液之府，气化出焉。今用白术以燥其湿，则气得周流，津液亦随气化而生矣。他如茯苓，亦系渗泄之药，谓之生津，义亦同此。大抵卑监②之土，宜白以培③之；敦阜④之土，宜苍以平之。

黄　精

味甘，平。无毒。益脾胃，润心肺，除风湿，安五脏，补中益气，久服轻身，延年不饥。

生地黄

味苦、甘，气寒。气薄味厚，沉也，阴也，阴中之阳。无毒。日干者平，火干者温。生者平而宣，熟者温而补。入手少阴心及手太阳小肠经。犯铁器者消肾，食萝卜者发白。得麦门

---

① 炒用：原漫漶不清，据文义补。

② 卑监：运气术语，指土运不及。《素问·五常政大论》："其不及奈何……土曰卑监。"王冰注："土虽卑少，犹监万物之生化也。"

③ 培（póu 抔）：聚敛。此谓以白术养土。后文"苍以平之"谓以苍术制中土。

④ 敦阜：运气术语，指土运太过。《素问·五常政大论》："土曰敦阜。"王冰注："敦，厚也；阜，高也。土余，故高而厚。"

冬善为引导，拌姜汁炒不致泥痰。如欲上补头脑之虚，外润皮肤之燥，必资酒浸，其效方速。凉心经血热，泻脾土湿热，止血溢吐衄，疗伤折金疮。又治妇人月经闭绝，产血攻心，妊娠漏胎，崩中下血。脉洪多热最宜，脾胃有寒切忌。实与根同，花名地髓。大抵生地性寒，胃虚者恐其妨食，宜醇酒炒之。熟地性滞，痰多者恐其泥膈，宜姜汁炒之。更须佐以砂仁、沉香，二味皆纳气归肾，又能疏地黄之滞，此用药之机权也。

熟地黄

用酒蒸黑。其性微温。入心、肾及胞络、肝经。大补血衰，倍滋肾水，增气力，利耳目，填骨髓，益真阴。伤寒后胫股酸痛者殊功，新产后脐腹急疼者立效。仲景八味丸为君，取天一生水①之源，专补肾中元气。东垣四物汤作主，演癸乙同源②之治，兼疗脏血之经。久久服之，明目益寿。

按：丹溪云气病补血，虽不中病，亦无害也，读之不无疑焉。夫补血之剂，莫如当归、地黄。若服过多，其性缠滞，每于胃气有损。当见胃气虚弱，不能运行，血越上窍者，用四物汤，以为凉血补血之剂，多服反致胸膈痞闷，饮食少进，上吐下泻，气喘呕血，日渐危迫，去死几近。此因血药，伤其冲和胃气，安得谓无害耶？大抵血病，固不可专补其气，气病亦不可专补其血。所贵认症的真③，量病制剂耳。

---

① 天一生水：古代以十数合天地五方、阴阳五行之象。天为阳，为奇数；地为阴，为偶数。一、六居北方，与五行水相应，故云天一生水，地六成水。应之五脏则为肾。

② 癸乙同源：即肝肾同源。古人将五脏与天干相配属，肝属乙，肾属癸。

③ 的真：确实。

葳 蕤

味甘，气平。无毒。即玉竹。除烦热，止热渴，润心肺，补五脏诸虚不足，腰膝苦疼。更治身中暴热，不能摇动，跌扑筋伤，不能转侧。心腹结气能散，风热湿毒堪除，并治茎①中寒，及目疼眦烂。润泽颜色，不老轻身。

当 归

味甘、辛，气温。气味俱轻，可升可降，阳也，阳中微阴。无毒。行表可用酒洗，行上必须酒浸。体肥痰盛，姜汁渍之。东垣云：头，止血②上行；身，养血中守；尾，破血下行；全，活血不走。易老云：入手少阴，以心主血也；入足太阴，以脾统血也；入足厥阴，以肝藏血也。同人参、黄芪，皆能补血；入牵牛、大黄，皆能破血。同桂、附、茱萸则热，同芒硝、大黄则寒。女人胎产诸血，男子劳伤不足；跌扑血凝而作胀，热痢肠刮而肛疼；咳逆上气，温疟寒热，眼疾齿疾，痈疽金疮，中风挛蹙，中恶昏乱，崩淋带漏，燥涩枯焦，并宜用之。若同川芎，上治头痛，以诸头痛皆属肝木，故血药主之。甚滑大便，泻者须忌。

按：经云主咳逆上气，夫当归血药，何以治胸中气也？盖当归非独主血，味兼辛散，乃为血中气药，况咳逆上气，非止一端，亦有阴虚，阳无所附，以致作逆者。今用血药补阴与阳齐等，则血和而气降矣。《本经》之所谓，义或由斯。又当归能逐瘀血，生新血，使血脉通畅，与气并行，周流不息，有各归气血之功，固以为名耳。

---

① 茎：即阴茎。
② 血：原脱，据文义补。

牛　膝

味苦、酸，气平。无毒。肾、肝二经之药也。善理一切虚赢，能助十二经脉。主手足寒湿痿痹，六筋软短拘挛，理膀胱气化迟难，小便短少涩痛。补中续绝，益阴壮阳，封填骨髓，滑利血脉。可治腰膝酸疼，更治老疟不止，女人血癥血瘕，月水行迟，产后血晕血虚，儿枕痛甚。同麝香堕胎甚捷，引诸药下走如奔，故凡病在腰腿胻①踝之间，必用之而勿缺也。

按：五味之症，极难见效。惟牛膝一两，入乳香少许，数剂即安。惟主下行，且能滑窍。凡梦失遗精，并气虚下陷，血崩不止者，禁用。

远　志

味苦，气温。无毒。肾经气分药也。益精壮阳，强志倍力。辟邪气而去邪梦，定心气而安心神。利九窍，补中伤。咳逆能除，惊悸可止。小儿惊痫客忤②，妇人血噤失音。用之者，去骨取皮，甘草汤渍，因其味苦下行，以甘缓之，使上发也。苗名小草，除胸痹，心痛气逆，禁虚损，梦魇遗精。水火并补，坎离③交济。理一切痈疽，破奔豚肾积。主治虽多，要不出补肾之功，或以为心经药者，误也。

石菖蒲

味辛、苦，气温。无毒。心、肝二经药也。主手足湿痹，

---

①　胻（héng横）：小腿。

②　客忤：病名。由于小儿神气未定，如骤见生人、突闻异声、突见异物，而引起惊吓啼哭，甚或面色变异，兼之风痰相搏，影响脾胃，以致运化受纳失调，引起呕泻、腹痛、反侧瘈疭，状似惊痫。

③　坎离：坎、离为《周易》两卦，分别代表水、火。道教内丹家则以坎谓为人体内部的阴精，以离谓为人体内部的阳气。

可使屈伸。贴发背痈疮，能消肿毒。下气可除烦闷，杀虫能愈疥疮。消目翳，出音声。却耳聋耳鸣，禁①尿遗尿数。腹中走痛者可效，胎动欲产者即安。开心洞达，通窍虚灵。读书之士，取和远志为丸，亦开聪明、益智慧之一助也。芳香利窍，辛温达气。伏梁散治风湿、阴血不足者，恐其香燥；佐地黄、麦冬之属，资其宣导，臻于太和。

天门冬

味甘、苦，气平、大寒。气薄味厚，沉也，阴也，阳中之阴。无毒。入手肺太阴、肾足少阴经。疗风淫湿痹，补虚损劳伤，杀三虫，去伏尸，且强骨髓，润五脏，悦颜色，尤养肌肤，解渴除烦，消痰住嗽。保肺气，不被热扰；通肾气，能除热淋。止血溢妄行，润大肠闭结。同参、芪煎服，定气虚喘促之方；和姜汁熬膏，劫坚顽痰癖之剂。肺痈、肺痿，治不可缺。夫以苦行滞血，甘助元气，寒去肺热，三者功莫大焉。然而专泄不能专收，故虚热宜加，虚寒宜禁。

麦门冬

味甘、微苦，气平、微寒。降也，阳中微阴。无毒。入手太阴肺、少阴心经。治肺中伏火，而补肺中元气；疗心气不足，而止错血妄行。益精强阴，驱烦解渴。心腹结气即散，肠胃伤饱可消。美颜色，悦肌肤，止呕吐，愈痿躄②。去心下支满，退虚热客邪。经枯、乳汁不行，堪资作引；肺燥咳声连发，须仗为君。五味、人参三者同煎，名生脉散，则生脉定喘，补元益气。地黄、乌胶、麻仁并用，则润经益血，复脉通心。《本

---

① 禁：原作"梦"，据《本草蒙筌·卷之一·草部上·石菖蒲》改。
② 躄（bì 闭）：跛脚。原作"癙"，据文义改。

经》多治脾胃脏腑，后用专疗脾肺二经。主治虽多，要不越清肺之功用。

按：天、麦二冬，并入手太阴经，而能驱烦解渴，止咳消痰，功用似同，实有偏胜也。麦门冬，兼行手少阴心经，则清心降火，使肺不犯乎贼邪，而有止咳之效；天门冬，复行足少阴肾经，则涩肾助元，使肺得全其母气，而有消痰之功。故上而治咳，麦胜于天；下而消痰，天胜于麦。盖痰系津液凝成，肾司津液者也。燥盛则凝，润多则化。天冬润剂，复走肾经，津液纵凝，亦能解化。先哲云痰之标在脾，痰之本在肾。又曰半夏能治痰之标，不能治痰之本。则天冬但能治痰之本，不能治痰之标，非但与麦冬殊，而亦与半夏异矣。

五味子

味酸，气温。气轻味厚，降也，阳中微阴。无毒。入肺、肾二经。皮甘肉酸，核中辛苦，味俱兼咸，名曰五味。用须捣碎，其味方全。然而有江北、江南之异。风寒咳嗽，南者为良；虚损劳伤，北者为妙。收敛耗散之阴，滋助不足之水。生津止渴，益气强阴。驱烦热，补元阳，解酒毒，壮筋骨。可止霍乱、吐泻，能除水肿腹胀。冬时咳嗽虚寒，则与干姜并用；夏月热伤元气，则与参、麦同煎。凡热嗽火盛，未可骤用。寒凉者，资此味酸以敛速之也。然而不宜多用，多用则闭住其邪，恐致虚热反甚，用者慎之。洁古云：夏服五味，精神顿加，两足筋力涌出①。

---

① 筋力涌出：原为"筋骨出"，据《汤液本草·卷之四·草部·五味子》改。

甘菊花

味甘、微苦，气平、寒。属土与金，有水有火。可升可降，阳中阳也。无毒。味苦、茎青勿用，味甘、茎紫堪收。驱头风，止头痛，清脑热，定眩晕。明目去翳，收泪养肝。同地黄可变发黑，共葛花可解酒酲①。散湿痹，去皮肤不仁；安肠胃，除胸膈烦热。利一身血气，逐四肢游风。腰痛绵绵，亦堪主治。根叶取汁，救治疔肿。惟其益金，故肝木得平而风自息；惟其补水，故心火有制而热自除。此甘美和平之药也。

薏苡仁

味甘，气微温②。无毒。专疗湿痹、筋急拘挛，亦治肺痈，咳痰脓血，除筋骨作疼，消皮肤水肿，利肠胃，主消渴，开胃进食，益气轻身。但药力和缓，用之须倍。

按：《衍义》云：《本经》谓疗筋急拘挛者，须分两等。夫大筋缩短，拘急不伸，此是因热拘挛，故为可治。若因寒筋急，不可用也。又云：受湿者，亦令筋缓。丹溪云：寒则筋急，热则筋缩。急因于坚强，缩因于短促。若受湿则弛，弛因于宽长。然寒与湿，未尝不挟热，而三者又未始不因于湿。薏苡仁，去湿要药也。二家之说，实有不同。以《衍义》观之，则筋病因热可用，因寒不可用；以丹溪观之，则筋病因寒、因热、因湿，皆可用也。盖寒而久留，亦变为热。况外之寒、湿与热，皆由内食甘滑酒面以启之，所谓三者未始不因于湿也，信哉！孕家忌之。③

---

① 酲（chéng 程）：醉酒貌。

② 温：《神农本草经辑注·卷二·上药·薏苡仁》作"寒"。

③ 孕家忌之：原文加括弧，列入正文，据文义改。

薯蓣 即山药

味甘，气温、平。无毒。入肺、脾二经。治诸虚百损，疗五劳七伤，益气力，润泽肌肤，长肌肉，坚强筋骨，除寒热邪气，烦热兼除，却头面游风。风眩总却，羸瘦堪补，肿硬能消。开聪明，涩精滑。参苓白术散，用之以理脾虚而止泻；六味地黄丸，用之以止腰痛而强阴。

按：山药能消肿硬者，以其能益气补中故耳。经曰：虚之所在，邪必凑之。著而不去，其病为实，非肿硬之谓乎。故补其正气，则邪滞不容不行。丹溪云补阳气生，能消肿硬，正谓此也。

知　母

味苦、辛，气寒。气味俱厚，沉而降，阴也，阴中微阳。无毒。忌铁器。乃肾经本药，而又走肺、胃两经。酒炒则引经上颈，盐炒则益肾滋阴。补肾水，去无根火邪；消浮肿，利小便佐使。初剂脐下痛者能却，久疟烦热甚者堪除。治有汗骨蒸劳热，疗往来痎病传尸。润燥解渴，止嗽消痰。久服不宜，令人作泻。

按：东垣云：仲景用白虎汤治不得眠者，烦躁也。盖烦者肺，燥者①肾。以石膏为君，佐以知母之苦寒，以清肾之燥。缓以甘草、糯米之甘，使不速下。经云：胸中有寒者，瓜蒂散；表热里寒者，白虎汤。瓜蒂、知母味皆苦寒，何以治胸中寒也？然读书者，当逆识之。仲景言寒，举其效而言之，然热在其中矣。若果为寒，安得复用苦寒之剂？且白虎汤症，脉尺寸俱长，

---

① 者：原作"也"，据《本草蒙筌·卷之一·草部上·知母》改。

其热明矣，岂可因辞而害义乎？

补骨脂

即破故纸。味苦、辛，气大温。无毒。盐酒浸宿，浮酒面者，轻虚去之。蒸过曝干，与乌麻油同炒，炒熟去麻，捣胡桃肉为丸，再加杜仲，即青娥丸。更入青盐，治男子劳伤，疗妇人血气。腰膝酸痛立效，骨髓伤败殊功。除囊湿而缩小便，固精滑以兴阳道。却诸风湿痹，去四肢冷疼。

羌 活

味苦、甘、辛，气平，微温。气味俱轻，升也，阳也。无毒。得风不摇，无风自动，故名独摇草。后人分为二名，本与独活同种，色紫节密为羌，色黄成块为独。羌则气雄，独则香细。气雄者入膀胱，香细者入肾脏。是知羌活乃小肠、膀胱引经之药，又入肾、肝二经，名列君部之中，非比柔懦之主。诚拨乱反正，大有作为者也。故小无不入，大无不通。能散肌表八风之邪，善理周身百节之痛。排巨阳①肉腐之疽，除新旧风湿之症。加入川芎，立止本经头痛。

独 活

主治较羌活犹殊，乃足少阴肾表里引经之药也。专治头风与少阳经伏风，而不治太阳经也。故两足湿痹不能屈伸，非此莫痊。风毒齿痛，头眩目晕，用此堪治。虽仗治风，亦资燥湿，经云风能燥湿故也。土当归可以假充，用者不可不辨。

按：《本经》既云同种，而后人分为羌、独，何也？盖虽一种，亦有不同，有紧实者，有轻灵者。仲景用独活治肾，必紧

---

① 巨阳：与太阳同义。巨，大也。此处指体表。

实者；东垣用羌活治膀胱，必轻灵者。正如黄芩取枯飘者名宿芩，用治手太阴；取圆实者名子芩，治手阳明之义也。

柴 胡

味苦，气平、微寒。气味俱轻，升也，阳也，阴中之阳。无毒。三焦、胞络、肝、胆四经之行药也。升散上行，用头酒渍；中降下行，用梢宜生。各处俱生，银夏独胜。泻肝火，去心下痰结热烦。用黄连为佐，治疮疡。理诸经血凝气聚，与连翘同功。止偏头风痛，胃胁刺痛，及胆瘅疼痛。解肌表热，早晨潮热，并往来寒热。伤寒实为要剂，温疟以之主方。更苏①湿痹拘挛，可作浓汤洗浴。在脏主血，在经主气，亦治妇人胎前产后，血热必用之药也。经脉不调，佐四物、秦艽、牡丹皮治之最效。产后积②血，佐巴豆、三棱、蓬术③攻之即安。又引清气顺阳道而佐升，更令胃气司春令而上达。亦堪久服，明目轻身。叶名芸蒿，辛香可食。

按：《本经》并无一字治劳，今人治劳方中，鲜有不用，误世甚多。尝原劳怯，有真脏虚损，复受邪热，热因虚致，故曰"劳者，牢也"，亦须斟酌微加，热去即已。设若无热，此痰愈堪矣。《经验方》治劳热，青蒿煎丸，少佐柴胡，正合宜尔。《日华子》竟信为实，注谓补五劳七伤，除烦热而益气力。《药性论》又为治劳之羸瘦，是皆妄自作俑，所误无穷。若此等病，苟无实热，执而用之，不死何待？至若仲景治伤寒寒热往来，如疟之症，制为大、小柴胡及柴胡加龙骨、柴胡加芒硝等汤，

---

① 苏：缓解，解除。
② 积：原作"即"，据文义改。
③ 蓬术：蓬莪术。

此诚切要之药，无得而拟者也。

升 麻

味苦、甘，气平、微寒。气味俱薄，浮而升，阳也。无毒。乃脾胃行经之药也，凡补脾胃者，必此引之；得葱白、白芷，又走大肠、肺经。非此四经不可用也。去伤风于皮肤，散发热于肌肉。倘太阳之症，而误服是汤，乃引寇破家，不可不慎。止头痛、喉痛、齿痛，并中恶腹痛；理口疮、癣疮、瘪疮，及豌头疔疮。治风肿风痫，疗肺痿肺痈。故圣药为疮家之号①，的药为风家之称。升提元阳，不使下陷，挟引诸药行达四经。东垣云引葱白散大肠风邪、引石膏止胃经齿痛是也。梢治脾疸。

按：仲景《伤寒论》云：瘀血入里，若血若衄者，犀角地黄汤主之。又曰：如无犀角，代以升麻。升麻、犀角，气味不同，何以云代？盖犀角乃阳明圣药也，升麻亦阳明经药，不过用之以引地黄及诸药同入阳明耳。舍此他用，岂复能乎？

车前子

味甘、咸，气寒。无毒。专入膀胱，兼疗血脏。治淋沥涩痛，而不走精气。祛风热目赤，旋②去翳膜。湿痹堪疗，生产能催。益精强阴，令人有子。故枸杞、五味、菟丝、覆盆同用，名为五子衍宗丸也。捣生根叶汁饮之，治一切衄痢尿血。又利水道，堪逐气癃。

益母草

子名茺蔚。味甘、辛，气微温。无毒。专益女科。禁犯铁

---

① 圣药为疮家之号：原作"为圣药疮家之号"，据文义改。
② 旋：原作"勿施"二字，据《本草蒙筌·卷之一·草部上·车前子》改。

器。去死胎，安生胎。行瘀血，生新血。治小儿疳痢，敷疗肿乳痈。汁滴耳中，又主聤［批］聤，音庭耳。多服消肿下水，久服益精轻身。子味相同，亦理胎产，善除目翳，能去心烦。

按：丹溪云：茺蔚子，活血行气，有补阴之功，故名益母。胎前产后，有所恃者，气血也。胎前无滞，产后无虚，以其行中有补耳。益母有红、白花之分红者走血分，白者走气分。

续　断

味苦、辛，气微温。无毒。续筋骨而补血，消浮肿而生肌。缩小便频数，固精滑梦遗。亦暖子宫，有裨结孕。久服不辍，气力倍常。最宜跌扑损伤，功能续断，因以命名。

芎　䓖

味辛，气温。升也，阳也。无毒。历阳者，名马衔芎，含之可使齿根出血。关中者，名京芎，专疗偏著头疼。台州则有台芎，只散风去湿。抚州则有抚芎，惟开郁宽胸。生川蜀者，名雀脑芎，其治效独优，故呼川芎也。乃三焦本经之药，又入胞络肝经。佐升麻，则升提气血，止三焦头痛与血虚头痛，散肝部诸风并头面游风。上行头目，下行血海，血中之气药也。以之治血，则破癥结宿血而养新血，及鼻红、吐血、溺血，女人经闭无娠；以之治气，则祛心腹结气而散冷气，并胁痛、痰气、疝气、妊妇胎气不动；以治外科，则排脓消瘀而长肉。治外感，则温中燥湿而散寒。然走散元气，令人暴亡，不宜单服，须以他药佐之，盖因气味辛温，辛甘发散之故耳。

［批］妇人三四月经不至者，用川芎一味为末，以陈艾煎汤调服，腹内觉动是孕，否则是病也。

芍　药

味苦、酸，气平、微寒。气薄味厚，可升可降，阴中之阳。

有小毒。入肺、脾二经。有赤、白二种，制治亦殊。赤者泻散，生用正宜；白者补散，酒炒才妙①。赤者泻火热，消痈肿，上治目疼，下利小便；白者固腠理，止泻痢，除寒热，和血脉，利小便而缓中，治血虚之腹痛。与白术同用则补脾，与参、芪同用则益血，与川芎同用则泻肝，与炙甘草为佐则补中焦，且治腹中痛。夏月热痛，则加黄芩；冬时寒痛，则加肉桂。妇人产后须忌，因其酸寒，恐伐发生之气，故血虚有寒亦禁。经云冬减芍药以避中寒，可征矣。

按：酸涩者主收，芍药酸涩，及收敛停湿之剂，故能入肺、脾二经。然不离乎收降之体，故又至血海，而入九地之下②，直抵乎肝经也。酸涩主收，何以利小便也？盖芍药本非通利之药，因其停诸湿而益津液，故小便自利耳。况肾主大小便，芍药益阴溢湿，小便安得而不利乎？仲景伤寒多用之者，以其主寒热而利小便也。又何以缓其中也？即调血止血之谓。诸痛并宜辛散，而芍药酸收，可以调血，血调则痛自止矣。故丹溪云芍药惟主血虚腹痛，岂非缓中而然耶？

黄芩

味苦，气平、大寒。味薄气厚，可升可降，阴中微阳。无毒③。枯飘者名宿芩，入手肺太阴，上膈酒炒为宜；坚实者名子芩，入手大肠阳明，下焦生用最妙。宿芩泻肺火，消痰利气，更除湿热于肌表之间；子芩泻大肠火，养阴退阳，又滋化于膀胱之内。一则赤痢频并可止，一则赤眼胀痛能消。得砂仁、白

---

① 酒炒才妙：原作"才好"，据《本草蒙筌·卷之二·草部中·芍药》改。

② 九地之下：此处指人体最深处。

③ 无毒：二字原在"味薄气厚"后，据本书体例改。

术，胎孕可安；同厚朴、黄连，腹疼可止。又煎小青空膏，则上清头脑，总除诸热。

黄　连

味苦，气寒。味厚气薄，可升可降，沉也，阴也，阴中微阳。无毒。入手少阴心经。镇肝凉血，调胃厚肠。益胆而止惊痫，泻心而除痞满。去妇人阴户作痛，愈小儿食土成疳。消恶疮恶痛，却湿热郁热。木香佐之，则名香连丸，可治腹疼下痢；吴茱萸佐之，则名茱连丸，可除吞酸吐酸。同枳壳，则治血痢；下当归，可治眼疮。炼蜜为丸，治便多消渴；桂蜜同剂，治心肾不交。酒炒则治在上之火，童便炒治在下之火。实火朴硝，虚火酽醋，痰火姜汁，伏火盐汤。同吴茱萸炒，治气滞之火；拌干漆末炒，治血瘕之火。东壁土炒者，因食积而泄泻；猪胆汁炒者，因肝火而呕逆。又治赤眼，人乳浸蒸，或点或服，立能却痛。巴豆遇之，其毒①即解。

胡黄连

气平、寒，味尤苦。疗劳热骨蒸，治伤寒咳嗽。温疟多热可效，久痢成疳竟除。补肝胆，善明目，理腰肾，敛阴汗。小儿盗汗潮热，妇人胎热虚惊，不可缺也。

按：苦先入心，火必就燥，黄连苦燥，乃入心经。虽云泻心，实泻脾脏。盖子能实母，实则泻其子也。但久服之，反从火化。故其功效，惟初病气实热盛者最宜，而久病气虚发热者勿用，用之则反助其火也。

---

① 毒：原脱，据文义补。

桔 梗

味辛、苦，气微温。味厚气轻，阳中微阴。有小毒①。入肺、胆二经。开胃膈，除上焦气壅；清头目，散表部寒邪。祛胁下刺痛，通鼻中窒塞。咽喉肿痛可治，中恶蛊毒可除。逐肺热，住咳下痰；治肺痈，排脓养血。更消恚②怒，尤却怔忡。又与甘草并行，同为舟楫之剂。载诸药不使下坠，引大黄可使上升。解利小儿惊痫，开提男子血气。别种荠苨，可乱人参，别无所长，善解毒。

[批] 荠苨即甜桔梗也，形似人参。

贝 母

味甘、辛，气平、微寒。无毒。入手太阴肺经。消膈上稠痰，而有治嗽之效；散心中逆气，而多解郁之功。仲景治寒热结胸，制小陷胸汤，以栝蒌子、黄连为辅；海藏治产后无乳，立三③母散，与牡蛎、知母同煎。足上生人面恶疮，烧灰敷口；产后胞衣不下，研末酒调。时疾黄疸能祛，赤眼肤翳堪点。除疝瘕喉痹，止消渴烦热。

按：世多以半夏为毒，弃而不用，每取贝母代之。殊不知贝母乃太阴肺经之药，半夏乃太阴脾经、阳明胃经之药，何得相代？盖咳嗽吐痰，虚劳吐血、咯血，痰中带血，咽痛喉痹，肺痈肺痿，痰疸诸郁及妇人产难，此皆贝母为向导药也，半夏乃为禁用。若涎者，脾之湿也。美味膏粱，炙煿④火料，皆生

---

① 有小毒：原作"小有毒"，据文义乙转。
② 恚（huì 会）：恨，怒。
③ 三：原作"二"，据《汤液本草·卷之四·草部·贝母》改。
④ 煿（bó 博）：煎炒或烤干食物。

脾胃湿痰。故涎化稠黏为痰，久则生火，痰火上攻，故令昏愦①不省人事，口噤偏废，僵仆蹇涩②不语，是非半夏、南星，曷③可治乎？若以贝母代之，则束手矣。

木 香

味苦、甘，气温。无毒。味厚于气，降也，阴中阳也。气劣、气不足者能补，气胀、气窒塞者能通。和胃气如神，行肝气最捷。散滞气于肺间膈上，破结气于中下二焦。祛九种心疼，逐积年冷气。破气则使槟榔，和胃则佐姜橘。止霍乱吐泻、呃逆翻胃，除痞癖癥块、脐腹胀痛。安胎健脾，诛痈散毒。和黄连治暴痢，用火煨实大肠。辟瘟疫邪气，御露雾瘴气。易老云：总为调气之剂，不宜久久服之。经云：主气劣、气不足。《药性》谓安胎健脾。是皆补也。《衍义》谓泻胸腹窒塞、积年冷气。《日华子》谓除痞块癥块。是皆破也。易老云总为调气之剂，不言补，不言破，何诸说之不同耶？疑与补药为佐则补，与泻药为佐则泻，故云然耳。

香附子

味苦、甘，气微寒。无毒。气厚于味，阳中阴也。乃血中气药，凡诸血气方中所必用者。开郁，逐瘀，调经。除皮肤瘙痒，止霍乱吐逆。炒黑色，禁崩漏下血；醋调末，敷乳肿成痈。宿食可消，泄泻能固。又引血药至气分而生血，故为女人之要药。

---

① 昏愦（měng 猛）：昏迷，迷糊。
② 涩：原作"湿"，据《本草蒙筌·卷之二·草部中·贝母》改。
③ 曷：加强反问语气词，相当于"岂"。

藿香

味辛、甘，气微温。味薄气厚，可升可降，阳也。无毒。专治脾、肺二经。加乌药顺气散中，则收功于肺；加黄芪四君于内，则取效于脾。治伤寒，方名正气散，理霍乱，止呕吐，开胃口，进饮食，消风水毒肿，除口臭恶气，其效甚速。

防风

味甘、辛，气温。升也，阳也。无毒。膀胱本经之药，又通行脾胃二经。为率伍卑职，治一身尽痛，听将令而行，随所引而至，乃风药中润剂也。治风通用，燥湿亦宜。身去身半已上之风，梢去身半已下之风。收滞气于面颊，泻肺邪之有余。祛眩晕，治目盲。故云治上焦风邪要药。然或误服，反泻上焦元气，为害滋甚。

防己

味辛、苦，气平、寒。无毒。阴也。通行十二经中，以其根苗各治。有汉、木二名，汉防己是根，可用为君；木防己是苗，但可为使。故腰足湿热，脚气肿痛，及二便不利，膀胱积热，消痈散肿，非汉不能成功。若肺气喘嗽，膈间支满，并中风挛急，寒湿热邪，则非木无以取其效也。

按：东垣云：防己性苦寒，纯阴，能泻血中湿热，通血中滞塞，补阴泻阳，助秋冬、泻春夏之药也。然能令人身心烦乱，饮食减少，诚为瞑眩①。至于通行十二经，以去湿热壅塞肿疼，及治夏痓、脚气、膀胱积热，而庇其基，则非此不可。诚为行经之仙药也。故圣人存之，以待善用。然禁用甚多，不可不察。

① 瞑眩：指用药后产生的头晕目眩。

假如饮食劳倦，阴虚内热，元气、谷气已亏之病，而以防己泻去大便，则重亡其血矣。如久病津液不行，上焦虚渴，宜补以人参、葛根之甘温，而反用防己苦寒之剂，则危亡促矣。又如大渴引饮，是热在下焦气分，宜渗泄之，而防己乃下焦血药，不可用也。如外感风寒，邪传肺经气分，湿热而小便黄赤，甚至不通，此上焦气分，禁用血药，防己亦不可用也。大抵上焦湿热者，皆非所宜。若系下焦湿热，流入十二经，以致二阴不通，方可审用。

紫 苏

味辛，气微温。无毒。发表解肌，疗伤寒伤风；开胃下食，治作胀作满。梗下诸气，其性稍缓。子能驱痰，降气定喘。调心肺，止咳逆。消五脏癥坚，利大小二便，止霍乱呕吐。

荆 芥

又名假苏。味辛、苦，气温，气味俱薄，浮而升阳也。无毒。清头目而上行，通血脉而发表。解里诸邪，传入五脏。下瘀血，除湿痹，破结聚，散疮痍。醋捣，敷风肿疔疮；酒调，理中风强直。入童便，又治产后血晕。

白 芷

味辛，气温。气味俱轻，升也，阳也。无毒。通行大肠胃经，又为肺家之引使。乃阳明头痛、中风寒热、解利之要药。炒黑，则为女人漏下、赤白血闭、阴肿之至剂。作面脂，去面瘢，消目痒，止目泪。去肺经风寒，治风通用；疗心腹血痛，止痛须宜。外散乳痈、背疽，内托肠风、痔漏，排脓消毒，长肉生肌，一切疮疡并宜调治。与细辛、辛夷作料，治久患鼻塞如神。

细　辛

味大辛，气温。气厚于味，升也，阳也。无毒。入足少阴肾，又为手少阴心引经之药也。止本经头痛如神，治诸风湿痹立效。安五脏，尤益肝胆；温阴经，旋①去内寒。利窍通精，消痰下气。不宜单服，气塞是恐。

麻　黄

味甘、辛，气温。气味俱薄，轻清而浮，升也，阳也。无毒。乃肺经本药，又走入阳明，又入心与膀胱。发表解肌，治冬月伤寒；祛风散邪，理春初瘟疫。泄卫实，消黑斑赤疹；去荣寒，除身热头疼。仍破积聚癥坚，更劫咳逆痿痹。温疟勿加②，夏秋宜禁。患者误服，恐致亡阳。止汗固虚，根节尤妙。

按：东垣云：麻黄治卫实，桂枝治卫虚，虽同治太阳之分，其实荣卫药也。肺主卫，心主荣，以其在太阳地分，故曰太阳。麻黄为手肺太阴之剂，桂枝为手心少阴之剂，故冬月伤寒伤风咳嗽者，用麻黄、桂枝，即汤液之源也。然麻黄又为在地之阴，阴当下行，何为发汗而上升？经云：味之薄者，阴中之阳。麻黄属阴，气俱薄，薄则阴中有阳，安得不为轻扬之剂，升上而发汗乎？但入手太阴经，终亦不离乎阴之本体也。

葛　根

味甘，气平、寒。气味俱薄，体轻上行，浮而微降，阳中阴也。无毒。行足阳明胃经。疗伤寒，发表解肌；治肺痈，生津止渴。解酒毒，却温疟。散疮疹以止疼，提胃气而除热。花

---

① 旋：立即，随即。
② 加：原作"如"，据《本草蒙筌·卷之二·草部中·麻黄》改。

可解醒，壳能治痢。生根汁，大寒，疗血衄而止消渴。葛粉甘冷，除烦热而利二便。

香薷

味辛，气微温。无毒。入脾胃二经。大叶者种优，陈年者更效。主霍乱中脘①绞痛，治伤寒小便蹇涩②。解热除烦，调中益胃。散水肿，有彻上彻下之功，肺得之而清化行，热自下也；去口臭，有拨浊回清之妙，脾胃得之而郁火降，气不上焉。

泽泻

味甘、咸，气寒。无毒。气味俱厚，沉而降，阴中微阳也。入膀胱、胆经。五苓散用之为君，以其功长于行湿；八味丸用之为佐，以其能泻乎肾邪。去阴汗，大利小便；泻伏水，微养新水。故经云除湿止渴、通淋利水之圣药也。

按：泽泻多服则昏目，暴服则明目，其义何也？盖味咸能泻伏水，则胞中久留陈积之物，由之而去，则水旺而目明。小便利多，则肾气虚竭，肾虚则水衰而目昏矣。

元参

味甘、咸，气微寒。无毒。君主之药，惟走肾经。强阴益精，补肾明目。治伤寒身热支满，忽忽③如不知人；疗温疟寒热往来，洒洒④时常发颤。产后余疾可除，传尸骨蒸可疗，此乃枢机之剂。管领诸气，上下肃清，不致浊乱。故治空中氤

---

① 脘：原作"浣"，据文义改。
② 涩：原作"湿"，据文义改。
③ 忽忽：用以形容头目眩晕不爽之症状。
④ 洒洒：寒冷貌。

氲①之气，散浮游无根之火者，惟此为最。

附 子

味辛、甘，气温、大热，浮也，阳中之阳。有大毒。脐圆顶正，一两一枚者力大。制法：去皮，先将姜汁、盐水各半碗，入砂锅，紧煮七沸，次用甘草、黄连各五钱，加童便，缓煎一时。气因浮中有沉，功专走而不守，可使通行诸经，以为引导佐使之剂。除四肢厥逆，去五脏沉寒。腰②膝健步，坚骨强阴。佐八味丸，则壮元阳而益肾；君术附汤，则散寒湿而温痹寒；中阴经汤，名姜附，但须炒用，不尽制法。参、芪甘缓，助之成功；地黄润滞，助之健运。内伤热甚，决用无疑。若误为补剂而习用之，则为祸大矣。乌头亦行诸经，与附同类。《本经》云：春采为乌头，冬采为附子。理风痹，却风痰，散寒邪，除寒痛。破滞气积聚，去心下痞坚。乌喙不同乌头，主风湿，阴囊瘙痒；止寒热，历节掣疼。天雄略细而长，专补上焦阳虚，善理一切风气。祛寒湿而缓拘挛，却头风而除痹痛。长气力，消积结，养血脉，益精气。从附子旁生者名侧子，但宜生用。理脚气，散风疹。扫鼠瘘恶疮，却冷气湿痹。五者俱能堕胎，孕妇切禁。

按：附子、乌头、乌喙、天雄、侧子，实出一种，治各不同。盖天雄长而尖者，其气亲上，故曰非天雄不能补上焦阳虚；附子圆而矮者，其气亲下，故曰非附子不能补下焦阳虚。乌头原生苗脑，得母之气，守而不移，居乎中者也，故其治在中。侧子散生旁侧，体无定在，其气轻扬，宜其发四肢，充皮毛，

---

① 氲氲（yīn yūn 阴晕）：烟气、烟云弥漫的样子。
② 腰：据《本草蒙筌·卷之三·草部下·附子》，疑为"暖"。

为治风疹之药。乌喙形如乌头，其气锋锐，宜其通经络，利关节，寻蹊达径而直抵病所耳。

天南星

味苦、辛，气平。有毒。可升可降，阴中阳也。乃上行肺经本药，欲下行，须资黄柏引之。散跌扑骤凝瘀血，坠中风不语稠痰。利胸膈，下气堕胎；破坚积，诛痛消肿。腊月制，入牛胆，名胆星，治风痰之要药也。

半 夏

味辛、微苦，气平。生寒、熟温。沉而降，阴中阳也。有毒。入胆、胃、脾经。陈久愈佳，同橘皮为之二陈汤。每半夏末四两，入枯矾一两，姜汁作饼，楮叶包裹，而风际阴干，名半夏曲。半夏力峻，曲则力柔，总治诸痰，随症佐助。火痰、胶黑老痰，加芩、连、瓜蒌、花粉；痰寒、清白湿痰，加姜、附、苍术、陈皮。风痰卒中，皂角、南星；痰核涎生，竹沥、白芥。却痰厥头疼，止痰饮胁痛。散逆气，除呕恶，开结气，发声音。脾泻兼除，心汗且敛。盖脾恶湿，半夏能燥湿胜水故耳。孕妇须忌，恐其堕胎，若不得已而用之，须加姜汁炒之方可。泻、渴及诸血症，尤为禁用。因其性燥，反助火邪，真阴愈燥，则津愈枯而血愈耗矣。

按：经云：肾主五液，化为五湿。自入为唾，入肝为泪①，入心为汗，入脾为痰，入肺为涕。丹溪云：有痰曰嗽，无痰曰咳。是知痰者因嗽而动，脾之湿也。半夏虽能入脾以泻痰之标，不能入肾以泻痰之本。然咳无形，痰有形，无形则润，有形则

---

① 泪：原作"液"，据文义改。

燥，所以为流湿润燥之剂也。又小柴胡汤加之，治伤寒寒热及往来寒热，半助①柴胡以主恶寒，半助黄芩而能去热，皆有各半之意也。

---

① 助：原作"夏"，据《本草蒙筌·卷之三·草部下·半夏》改。

卷 二

草 部

牡丹皮

味辛、苦，气寒。无毒。阴中微阳。入胞络、肾经。退骨蒸，止吐衄。除瘀血于肠胃之中，调血气于生产之后。又主神志不足，更调经水不匀。治风痫，止惊定搐；疗痈肿，住咳排脓。

按：牡丹为群花之首，花为阴而成实，叶为阳而发生，乃赤色象离①，能泻阴中之火。丹溪云：地骨皮治有汗骨蒸，牡丹皮治无汗骨蒸。盖谓此也。《本经》云：神志不足，神不足，手少阴心也；志不足，足少阴肾也。八味丸用之者，正此意耳。

地 榆

味苦、甘、酸，气微寒。气味俱薄，阴中阳也。无毒。虽理血病，惟治下焦。治月经不止，与带下崩中；除疳热下痢，及肠胃泻血。塞痔漏，疗疮热。因性沉寒，故诸血热者可用。若虚寒水泄冷痢，切宜忌之别名万两金。

前 胡

味苦，气微寒。无毒。以半夏为使，去痰实如神。胸胁中痞满立除，心腹内结气即散。治伤寒，解头痛。既消风而去热，更推陈而致新。兼婴儿可利疳气。

---

① 离：《周易》八卦之一，代表火。

大　黄

味苦，气大寒。味极厚。无毒。阴中之阳也，降也。以黄芩为使，入大肠、胃经。欲使上行，须资酒制。酒浸，则上达巅顶；酒洗，则中至胃脘。载以桔梗，可使少停；缓以甘草，庶几①不坠。如欲下行，不分缓速。欲速则生使为佳，欲缓则煎熟为妙。入剂重轻，量人虚实。其性沉而不浮，其用走而不守。调中化食，推陈致新。夺土郁而无壅滞，定祸乱以建太平。因其性烈，特号将军。更导瘀血，更滚顽痰。破积聚坚疼，败痈疽毒肿。勿宜多服，下多亡阴。

按：大黄极寒，硫黄极热，气味悬隔，同号将军。盖硫黄为至阳之精，大黄乃至阴之类。一能破邪归正，挺出阳精；一能推陈致新，戡定祸乱。并有过于诸药之能云尔。

连　翘

味苦，气平、微寒。气味俱薄，轻清而浮，升也，阳也。无毒。乃胆、胃、大肠、三焦四经之药，又入心经。泻心家客热，降脾胃湿火。上焦诸热，非此不除；诸经客热，非此不去。祛疮痈蛊毒，去寸白、蛔虫。通月经，下五淋。疮科之圣药，血症之中使。与柴胡同功，但分气血之异；与鼠黏子同用，治疮别有神功。十二经疮药中，不可无此，盖结者散之之意也。实症可用，虚人勿投。根名连轺，仲景治热，未载《本经》，此亦可附。

菟丝子

味辛、甘，气平。无毒。肾经药也。益气强力，补髓添精，

---

① 庶几：或许可以，表示希望或推测。

肥健肌肤，坚强筋骨，养脏益智，定胆安神。逐惊悸叫狂，消浮肿痞满。止遍身痛，利大小便。辟鬼气，杀虫毒，除时疫，定咳逆。乳肿喉痹殊功，肩背痛疽立效。又伤寒坏后成百合症者，张仲景用此治之，蒸食补中益气，作面可以代粮。

[批] 法用水洗去砂，次以酒渍①。杵烂，捏成薄饼，晒干，不堪煎，宜丸服。

石　斛

味甘，气平。无毒。却惊定志，益精强阴。壮筋骨，补虚赢，健脚膝，祛冷痹。皮外热邪堪逐，胃中虚火能攻。厚肠胃，轻身，长肌肉，下气。以酒浸蒸，其效尤捷。

肉苁蓉

味甘、酸、咸，气微温。无毒。或酒浸，或酥炙。忌经铁器。治男子绝阳不兴，泄精尿血遗沥；疗女人绝阴不产，血崩带下阴疼。助相火补益劳伤，暖腰膝坚强筋骨。

按：丹溪云：虽能峻补气血，骤用反动大便。

锁　阳

味甘。可啖②，煮粥弥佳。可代苁蓉之用。润大便燥结，补阴血虚赢。兴阳固精，强阴益髓。乃《本经》未载，而丹溪续补之云。

草苁蓉

岩石多产，《本经》一名列当，温补略同，功用殊劣。

---

① 渍：原字漫漶不清，据《本草蒙荃·卷之一·草部上·菟丝子》补。
② 啖（dàn 但）：吃。

地肤子

味苦，气寒。无毒。即落帚子。专利水道，去膀胱热。多服益精强阴，久服聪明耳目。泄泻分渗，血痢兼驱。

决明子

味咸、苦、甘，气平，微寒。无毒。除肝热而和肝气，收目泪而止目疼。功专明目，故号决明。筑枕可治头风，入剂可驱头痛。

蒺藜子

味苦、辛，气温、微寒。无毒。有黑、白二种，黑者多生沙苑，白者亦产近地。破妇人癥结积聚，止男子遗溺泄精。催生落胎，沙苑止烦下气。白蒺藜肺痈乳发，喉痹头疮，目翳赤疼，白癜瘙痒，并宜服之，各有功验孕妇忌用。黑者名沙苑蒺藜，又名潼蒺藜；白者名刺蒺藜，又曰白蒺藜。

蓝　实

味苦、甘，气寒。无毒。凉脏腑，驱烦热。益心力而补虚，利关节而通窍。茎、叶散风热亦肿，愈疗毒金疮。《衍义》云：蓝实水有木，能使散败之血，分诸经络，故解诸毒，而取效之速焉。又治小儿壮热成痞，更疗妇人产后血晕，吐衄赤眼暴发，天行瘟疫热狂。靛花虽名青黛，而非其真也。真者出波斯国，因其功效相类，假以为名耳。色甚紫碧，娇嫩轻浮。治小儿发热惊痫，疳蚀消瘦，平肝止泻，下毒杀虫。收五脏郁火有功，消上膈热痰最效。时疫头痛伤赤寒斑，水调服之，应如桴鼓①。

[批] 青靛涂火丹即退，靛花其效莫还。歌曰：

---

① 桴（fú 浮）鼓：以桴击鼓，响应立至，喻见效快。桴，鼓槌。

小儿杂病变成疳，不问强羸女与男。

腹内时时如下痢，青黄赤白一般般。

眼涩面黄鼻孔赤，谷道开张不欲看。

烦热毛焦兼口渴，皮肤枯槁四肢瘫。

唇焦呃逆不乳哺，壮热憎寒卧不安。

此方号为青黛散，取效尤如服圣丹。

天　麻

味辛、苦，气平。无毒。治小儿风痫惊悸，疗大人风热头眩。祛湿痹拘挛，主瘫痪寒滞。通血脉而开窍，利腰膝而强筋。诸毒痈疽，并堪调愈。苗名赤箭，原号定风，益气力强阴，下支满除疝，杀鬼精虫毒，消恶气肿痈。

按：天麻言根，有自内达外之理；赤箭言苗，有自表入里之功。盖根则抽苗，自下而上，岂非自内达外乎？苗则结子，落土而生，又非自表入里乎？此可以识其内外主治之理矣。

兰　叶

味辛、甘，气平寒。无毒。即春秋开花之兰叶也。利水道，劫痰癖，益气生津，杀虫毒，辟不祥，润肤逐痹①。去瘅必用，消渴须求。东垣有云：能散积久陈郁之气。《内经》亦云：治之以兰，除陈气者，以辛能发散。故也。丹溪云：幽兰叶，禀金水清气，而似有火。人知花香可贵，而不知叶用之有功也。

蒲　黄

味甘，气平。无毒。初生者名蒲菹②，渐长名为蒲笋。春

---

① 逐痹：此二字原脱，据《本草蒙筌·卷之一·草部上·兰叶》补。

② 菹（zū租）：同"菹"，意为生于沼泽地带的水草。

深成丛，夏半抽梗，花抱根杪①，则为蒲厘，屑缀花中，即蒲黄也。补血止血须炒，破血消肿宜生。止血热妄行，而吐衄唾咯；消瘀血凝积，而崩带癥瘕。调女人月候不匀，去产妇儿枕作痛。疗跌扑损伤，理风肿痈疮。但无益于极虚之人，若多服，有自利之患。筛后赤滓，亦名蒲萼，止泻涩肠，必须炒使。

何首乌

味苦、甘、涩，气微温。无毒。雌者淡白，雄者浅红，雌雄兼用，方有奇功。浸用米泔，禁犯铁器。主瘰疬②痈疽，疗头面风疮。长肌肉，悦颜色，益血气，止心疼。久服添精，令人有子。妇女带下，为末酒调。原名夜交藤，顺州何翁，服之而白发变黑，故称何首乌也。

漏 芦

味苦、咸，气寒。无毒。连翘为使，行足阳明胃经。治身体风热恶疮，去皮肤瘙痒隐疹。主乳痈发背，理痔漏肠风。补血排脓，生肌长肉。引经脉，下乳汁，续筋骨，疗折伤。止遗溺泄精，除风眼湿痹。非独煎服，可作浴汤。

金银花

味甘，气温。无毒，春夏采花叶，秋冬采茎根。用治痈疽，诚为要药。未成则散，甚多拔毒之功；已成则溃，大有回生之力。拌酒研烂，敷贴亦妙，捣汁和酒，顿饮弥佳水血痢兼治，风湿气咸除专取茎叶，名忍冬藤。夏月煎浓汤，时时服之，可免外症。

---

① 杪（miǎo 秒）：树枝的细梢。
② 瘰疬：原作"疬瘰"，据文义乙转。

巴戟天

味辛、苦，气微温。无毒。补虚损劳伤，治梦遗精滑。安五脏，健骨强筋；定心气，利水消肿。精虚可益，阴痿能坚。

五加皮

味辛、甘，气温，微寒。无毒。皮肌中瘀血可逐，脚膝间风痹可驱。坚筋骨健步，强志意益精。阳痿阴疮，并皆可治。采叶作蔬，散风疹于周身；根茎煎酒，治风痹于四末。

栝蒌实

味苦、甘，气寒。味厚气薄，属土有水，阴也。无毒。霜后采收，囫囵捣烂名全瓜蒌，约用一斤，入海蛤粉半斤，或入明矾四两，风日透干，必须新瓦器贮盛，待燥方研，再加研细明矾，名如圣丹，姜汤下。姜汁下打糊为丸。蛤粉者，代真蛤粉备用，并主痰哮喘咳，用之立有神效。

栝蒌子

味苦、甘，性润。无毒去壳、去油方用。治痰火，利胸膈。甘能补肺，润能降气。胸有痰者，以肺受火逼，失降下之令。今得甘缓润下之功，则痰自降而嗽自止矣。涤胸膈之垢腻，治消渴之细药。炒香统治诸血，酒调兼下乳汁。

天花粉 即栝蒌根也

味苦，气寒，味厚，阴也。无毒。主消渴、身热烦满大热。降膈上热痰，除肠胃痼热。补虚安中，除渴润燥，肿毒排脓，溃疡长肉。消乳痈发背诸疮，行绝伤扑损瘀血。驱酒疸，去身面黄；通水道，止小便利。茎、叶治中暍①伤暑，捣汁浓煎最效。

款冬蕊

味辛、甘，气温。阳也。无毒。得紫菀，治肺痈脓血腥臭，止肺咳痰唾稠黏。润肺而泻火邪，下气而定喘促。却心虚惊悸，去邪热惊痫。补劣除烦，洗肝明目。烧烟吸之，又祛久嗽。

紫　菀

味苦、辛，气温。无毒。主咳嗽痰喘，肺痈吐脓；治小儿惊痫，寒热结气。虚劳不足能补，蛊毒痿躄堪祛。佐百部款冬为末，以生姜乌梅煎汤，调治久嗽，捷有神效。

马兜铃

味苦，气寒。阴中之阳。无毒。去肺热止嗽，清肺气补虚。痰结能开，喘促可劫。根名青木香，亦为散气之药。

大茴香

味辛，气平。无毒。盐酒炒用。入心、肾二脏，及小肠、膀胱。主肾劳疝气，小肠吊气挛疼；理干湿脚气，膀胱冷气肿痛。开胃口，止呃逆。治诸痿霍乱，补命门不足。

小茴香

治疝气散疼，亦同取效。别种莳萝，出自闽、广。辛香散气，除胁肋胀。消食开胃，温中健脾。

骨碎补

本名猴姜。味甘，气温。无毒用竹刀去其毛。主折伤，补骨

---

① 中暍（yē 噎）：中暑。

碎，疗齿痛，治耳聋。破血惟妙，止血尤佳。

益智仁

味辛，气温。无毒。主君、相二火，入脾、肺、肾经。在四君子则入脾，在凤髓膏则入肾，在集香丸则入肺。三经而互用者，盖有子母相关之意焉。和中气及脾胃寒邪，禁遗精并小便遗溺。治呃哕而摄涎唾，调诸气以安三焦。更治夜多小便，入盐煎服立效。

缩　砂

味苦、辛，气温。无毒。与益智、人参为使，则入脾；与白檀、豆蔻为使，则入肺；与黄柏、茯苓为使，则入膀胱、肾；与赤白石脂为使，则入大肠。除霍乱，止恶心，却腹痛，安胎孕。温脾胃下气，治虚劳冷泻，并宿食不消，止赤白痢及休息痢。通行结滞，悉应如神。

草　果

味辛，气温。升也，阳也。无毒。消宿食，立除胀满；去邪气，且却冷疼。同缩砂，温中焦；佐常山，截疫疟。辟山岚瘴气，止霍乱恶心。

按：草果，《本经》未载，其性辛烈过甚。虽专消导，大耗元阳，老弱须忌。

肉豆蔻

味苦、辛，气温。无毒。入手阳明大肠经。疗心腹胀疼，卒成霍乱；理脾胃虚冷，宿食不消。男妇伤暑，血痢有功；小儿伤乳，吐泻立效。痢疾佐以白粥饮，吐泻佐以生姜汤。

白豆蔻

味辛，气大温。味薄气厚，阳也。无毒。入手太阴肺经，别有清高之气。散胸中冷滞，益膈上亢阳。止翻胃呕吐而温脾，消食积胀满而止痛。《肘后方》云患恶心者，惟嚼豆蔻自佳。

草豆蔻

面裹煨熟，取仁。味辛，气温。无毒。阳也。入脾胃二经。去膈下沉寒，止中脘疼痛。霍乱吐逆，酒毒邪伤，最为要用。

按：草豆蔻，治中脘冷疼，鲜有得其真者，市间多以草仁假代，宜①其用之无功也。

高良姜

味苦、辛，气大温。纯阳。无毒。健脾消食，下气温中。除胃间逆冷冲心，却霍乱转筋泻痢。翻胃呕食可止，腹痛积冷堪祛。子名红豆蔻，功用俱同，善解酒毒。

胡　椒

味辛，气大温。属火有金。无毒。能杀一切鱼、肉、鳖、蕈②之毒。下气去风痰，温中止霍乱。肠胃冷痢可却，心腹冷痛堪除。疗产后血气刺疼，治跌扑血晕肿痛。用之过剂，损肺伤脾。嫩时摘取，名荜澄茄。化谷食，理逆气，消痰癖，止呕哕，染须发。香身，逐鬼气除胀。伤寒咳噫，亦每用之。

威灵仙

味苦，气温。可升，可降，阴中阳也。无毒。消膈间久积痰涎，除腹内痃癖气块。风中皮肤爪甲而痒痛，湿渗腰膝脐踝以冷疼。盖性好走，能通行十二经，为风湿冷疼之要药也。多

---

① 宜：当然，无怪。
② 蕈（xùn 训）：生长在树林或草地上的某些高等菌类植物，伞状，种类很多，有的可食，有的有毒。

服疏人真气，虚者禁用。

秦　艽

味苦、辛，气平、微温。可升，可降，阴中阳也。无毒。入大肠、手阳明经。养血荣筋，除风痹肢节俱痛；通便利水，散黄疸遍体如金。去头风，解酒毒。传尸骨蒸，肠风下血，并皆治之。

藁① 本

味辛、苦，气温。气厚味薄，升也，阳也。无毒。气力雄壮。风湿通行，止巅顶头痛，散巨阳寒邪。得白芷，作面脂；同木香，辟雾露。

薄② 荷

又名鸡苏，即薄荷。味辛、苦，气温。气味俱薄，浮而升，阳也。无毒。入手厥阴胞络，及手太阴肺经。下气可消胀满，发汗通利关节。清六阳会首③，祛诸热生风。退骨蒸，解劳乏。因其性喜上行，故能引药兼行荣卫。小儿风涎，尤为要药。病后宜忌，恐致亡阳。

苍耳子

即葈耳④实。味苦、甘，气温。叶苦、辛，微寒。有小毒⑤。疥癣细疮，遍身瘙痒者立效；风湿周痹，四肢挛急者殊功。愈头痛，善通顶门；追风毒，能行骨髓。杀疳蛊湿䘌，主

---

① 藁：原漫漶不清，据目录改。

② 薄（bò薄）：原漫漶不清，据目录改。

③ 六阳会首：指头部。手、足六阳经皆聚于头部，故称头为六阳会首。

④ 葈（xǐ喜）耳：即苍耳。

⑤ 有小毒：原作"小有毒"，据文义乙转。

恶肉死肌。益气而开聪明，强志而暖腰膝。亦堪久服，明目轻身。

蛇床子

味苦、辛、甘，气平。无毒。扫疥疮，利关节。主腰胯肿痛，祛手足顽痹。兴阳道，暖子宫。妇人无妊，最宜久服。

龙胆草

味苦、涩，气大寒。气味俱轻，阴也。无毒。却惊痫，益肝胆。胃中伏火及时行瘟热能除，下焦湿肿并酒疸黄疸堪退。酒浸为柴胡辅佐，上行治目眼赤疼，胬肉必加，翳障通用。若空腹服之，令人遗溺。

通　草

味甘、淡，气平。味薄，降也，阳也，阳中阴也。无毒。泻小肠火郁不散，非他药可伦；利膀胱水闭不行，与琥珀相等。消痈疽作肿，疗脾疸嗜眠。解烦哕，开耳聋，出声音，通鼻塞。行经下乳，催产堕胎。藤茎仅如指大，吹气孔节相通，故名通草也名梗通草。一种心空有瓤，洁白轻灵，女工剪以饰花者，乃通脱木也名片通草。利水而通阴窍，退肿而消癃闭。更下乳汁，其效如神。孕妇忌之。

瞿　麦

味苦、辛，气寒。降也，阳中微阴。无毒。利小便可用为君，决痈肿亦堪为佐。去目翳，下闭血。逐胎出刺，其功最长。孕妇忌之。

沙　参

味苦、甘，气微寒。无毒。乃足厥阴本经之药也。去惊烦，除邪热。排脓消肿，益肺补肝。止疝气绞痛，散浮风瘙痒。易老用代人参，盖取味之甘苦，泻中兼补故也。有南、北沙参之分别。

丹 参

味苦，气微寒。无毒。专调经脉不匀，善理骨节疼痛。生新血而去恶血，下死胎而安生胎。破积聚癥坚，止血崩带下。脚痹能祛，眼目可疗。辟妖祟，养正去邪。更治肠鸣幽幽，走水滚下之状①。

青葙子

味苦，气平，微寒。无毒。即鸡冠花子。去肝脏热毒上冲，青盲翳肿；除心经火邪暴发，赤障昏花。

按：《本经》云：子名草决明，盖谓功专治眼，假以名之，非真决明也。正犹沙参一名知母，龙眼一名益智，名同而实异者也。

［批］其花上红下白，有类鸡冠，纯白更妙。

木 贼

味甘、微苦。无毒。益肝胆，退目翳暴生；消积块，治月经不止。极能发汗，大可疏邪。得麝香、牛角鳃②，而疗休息久痢；得芎、归、禹余粮，而治赤白崩下。得桑耳、槐鹅，而疗肠风；得槐子、枳壳，而医痔瘘。牛角鳃，即牛角杪③尖也。

鼠黏子

即大力子。味辛、苦，气平。无毒。止牙齿蚀疼，散面目

---

① 走水滚下之状：《本草蒙筌·卷之二·草部中·丹参》作"滚下如走水状"。形容肠鸣如流水翻滚而下之声。

② 鳃（sāi 腮）：角尖中坚骨。

③ 杪（miǎo 秒）：末尾。

浮肿。退风热咽喉不利，祛风湿瘾疹周身，及腰膝风凝，并疮疡毒盛。明目补中，润肺散气。又名牛蒡子。

白藓皮

味苦、咸，气平。无毒。疗黄疸湿痹，手足不能屈伸；治癞毒风疮，眉发因而脱落。消女人阴肿，止小儿惊痫。时热发狂，治之亦验。葛洪之治[1]吐鼠瘘有脓也，用以煎膏。李兵部[2]之治肺嗽不已也，制为汤液。

茵陈蒿

味苦、辛，气平、微寒。阴中微阳。无毒。行足太阳膀胱经。专治疸症，仗以为君。疸有阴阳，佐分寒热。阳黄热多，有湿有燥。湿黄则如苗之黄于涝也，故加栀子、大黄；燥黄则如苗之黄于旱也，故加橘皮、栀子。"湿则泻之，燥则润之"之意也。阴黄寒多，只有一证，须加附子，共剂成功。行滞止痛，而宽膈化痰。更治伤寒大热，而又除瘴疟。古方用茵陈，同生姜捣烂，于胸前四肢，日日擦之。

草 蒿

即青蒿。味苦，气寒。无毒。童便熬膏，退骨蒸劳热；生捣绞汁，却心痛热黄。

茅 根

味甘，气温。有毒。一名盖屋草，一名过山龙。忌铁器。治淋而利小便，通闭而逐瘀血。除客热于肠胃之间，止血衄在劳伤之

---

① 治：原脱，据文义补。
② 李兵部：李绛（764—830），字深之，唐代赞皇（今河北赞皇）人。历任监察御史、中书侍郎、礼部尚书、兵部尚书、山南西道节度使等。平生好医，公余编集《兵部手集方》三卷，惜未见行世。

后。补中益气，解渴坚筋。苗能破血，且下水肿。花乃止血，又罯①金疮。孕家忌之。

仙 茅

味辛，气温。有毒。制禁铁器。浸用米泔，去汁则无毒矣。主心腹冷气不食，疗腰足挛痹难行，丈夫虚损劳伤，老人失溺无子。益肌肤，明耳目，助阳道，长精神。误服中毒而舌胀者，急饮大黄、朴硝数杯，仍以二味渗于舌间，则旋愈矣。

京三棱

味苦、辛，气平。阴中之阳。无毒。酒炒，色白属气，能破血中之气，能止气滞之疼。血块可消，癥瘕可逐。恐损真气，虚者忌之。更有黑山棱去皮，与京三棱共煨，及草三棱，总消积气，主治相同。

蓬莪术

味苦、辛，气温。无毒。色黑属血，专攻气中之血。破痃癖，止心疼，通月经，消瘀血。治霍乱积聚，理恶疰邪伤。入气药，能散诸香；在女科，真为要药。

大小蓟

味甘、苦，气温，一云气凉。无毒。虽系二种，气味不殊。破血甚捷，消肿最奇。吐衄唾咯立除，滑漏崩中即止。小蓟专理血症，不治外科。

刘寄奴

味苦，气温。无毒。下气止心腹急疼，下血却产后余疾。

---

① 罯（ǎn俺）：覆盖。

消焮肿痛毒，灭汤火热疮。子治泄泻无度，研细泡汤饮之。

红 花

味辛、甘、苦，气温。阴中之阳，无毒。惟入血分，功多女科。产前能下死胎，产后能除血晕。多用则破血通经，少用则入心养血。汁治喉痹，子发痘疮，苗敷游毒，胭脂滴聤耳，各有殊功。

延胡索

醋炒。味辛、苦，气温。无毒。专入太阴脾肺，一云又走肝经。调月水气滞血凝，止产后血冲血晕。跌扑下血，淋露崩中，心腹卒①痛，小腹胀满，并皆治之。

郁 金

味苦，气寒。纯阴。属土与金，有水。无毒。色赤，类蝉肚圆尖，难得真者，以山茶花烧灰存性，可以代之。凉心经，下血气，消阳毒，止尿血，除血淋。兼祛血气作痛。破恶血，止吐血。散积血归经。因其性轻扬上行，故又能善开郁遏。

姜 黄

味辛，气温。无毒。色黄。似姜爪圆大。色比郁金而黄，形比郁金而大。主治相同，功力烈于郁金。破血立通，下气最捷。主心腹结气，并痓忤积气作膨；治产血攻心，及扑损瘀血为痛。更消痈肿，又通月经。

茜 草

味苦，气寒。阴中微阳。无毒。收采春初。制禁铁器。治

---

① 卒：原作"辛"，据《本草蒙筌·卷之三·草部下·延胡索》改。

男子劳伤吐衄，跌扑积久，而血成瘀块；疗女人经滞不行，崩漏不止，与产后血晕。凡诸血气，并建奇功。

艾　叶

味苦，气辛。生寒熟温，阴中之阳。无毒。入剂必宜新鲜，气则上达；灸用必须陈久，气乃下行。漏胎腹痛，则醋煮以加四物汤中；吐红血衄，则捣汁以加四生饮内。艾附丸开郁结，调经血，而子宫温暖；姜艾丸祛冷气，去恶气，而可逐鬼邪。和雄黄研细，熏下部䘌疮湿痹，及疥癣神效；和蜡片诃子，熏痢后寒热结痛，并带漏殊功。取入药令人有妊。助水脏，壮元阳，暖腰膝，明眼目。

夏枯草

味苦、辛，气寒。无毒。破瘿瘤结气，散瘰疬头疮。寒热堪除，湿痹可却。

按：夏枯草，禀纯阳之气，得阴气即枯，故遇夏至而枯也。丹溪谓其有补养厥阴血脉之功，能治肝虚目疼，冷泪不止。惜乎《本经》未之及耳。

百　部

味苦、甘，气微温，又云微寒。无毒，一云有小毒。主肺热上气，止年久咳嗽。治传尸骨蒸，杀寸白、蛔虫。又专除虱，亦可去疳。

旋覆花

味咸、甘，气温。无毒。一云冷利，有小毒。治头风明目，逐水湿通便，消痰唾胶黏，去胸满噫气。惊悸亦止，寒热兼除。病本虚羸，恐防损气，用者审之。

射 干

味苦，气平、微温。属金，有木与水火。阴中阳也。无毒。散结气，平肿毒，消瘀血，通月经。止①喉痹咽疼，袪口热气臭。去因劳而发之湿热，治便毒殊功；行太阴厥阴之积痰，消结核甚捷。又治胸满气胀，更疗咳急涎多。凡入药中，米泔浸制。

葶 苈

味苦、辛，气大寒。阴中之阴。无毒。种有苦甜，用有轻重。苦者行水，走泄迅速，形壮而证重者用之；甜者行水，走泄迟缓，形瘦而证轻者用之。逐膀胱伏留热气殊功，消面目浮肿水气立效。疗喘不得卧之肺痈，愈咳不能休之痰饮。主积聚结气之癥瘕，理风热瘙痒之疮痱。久服虚人，不可不慎。

泽 兰

味苦、甘。一云苦、辛，气微温，无毒。理胎前产后百病，消身面四肢浮肿。破宿血，去癥瘕，行瘀血，疗扑损，利关窍，养血气。散头风目痛，追痈肿疮脓。根名地笋，血症可治。女人产后，堪作菜蔬。又益奶草仿佛泽兰，果能益奶而续少乳，兼可去痔而收脱肛。炙令香燥，渍②酒饮之。

葫芦巴

味苦，气温。纯阳。无毒。《本经》云：番国萝卜子也。得桃仁、大茴香，治膀胱疝气；得硫黄、黑附子，疗肾脏虚冷。袪腹胁中胀满，退面颊上青黄。

① 止：原作"上"，据文义改。
② 渍：原作"清"，据《本草蒙筌·卷之三·草部下·泽兰》改。

萆 薢

味苦、甘，气平。无毒。治风寒湿痹，主腰背骨疼。扫恶疮，除热气。伤中恚怒，阴痿失溺，关节久血。

按：世之淫人，多病杨梅疮，剂用轻粉，愈而复发，久则肢体拘挛，变为痈漏。用萆薢三两，或加皂角刺、牵牛各一钱，水六碗，耗一半，温三服，不数剂多瘥。原因水衰，肝挟相火凌土，土属湿，主肌肉，湿热郁于肌腠，故为痈肿，经曰湿气害人皮肉筋脉是也。萆薢味甘淡，去脾湿，去则荣卫从，筋脉柔，肌肉长，而拘挛痈肿漏并愈，亦此理也。初病服之不效者，火盛而湿未郁。萆薢长于去湿，而劣于去火，病久则火已衰而气已耗，气耗则湿郁矣，用兹去湿故效也。

豨 莶

味苦，气寒。有小毒。一云气热，无毒。五、六、七月，采收曝干，蜜酒相和，九蒸九晒，蜜丸酒服，多寡随宜。疗风邪暴中，口眼歪斜；治湿痹迁延，腰脚酸痛。捣生汁饮之，主热慝①烦满不食。服多则吐，惟少为宜。

按：久服豨莶者，耳目聪明，须发乌黑。逐湿追风，特其余事。故张咏谓其至贱之草，而有殊常之效也。

苦 参

味苦，气寒。纯阴。无毒。治肠风下血，及热痢腹疼；疗瘟病狂言，而结胸心燥。赤癞眉脱者，力可去风；黄疸遗溺者，功能逐水。除痈肿，杀疥虫，破癥瘕，散结气。养肝明目，止泪益精。利九窍而生津，安五脏而定志。

---

① 热慝（tè 特）：即热邪。

鹤　虱

又名天明精。味苦，气平。有小毒。追毒杀虫，功效颇大。虫咬而心腹卒痛者，肥肉汁调末服即安；砒毒而肠胃未裂者，浓齑①汁灌下即止。

海金沙

《本经》不言气味，专利小肠。得栀子、牙硝、蓬砂，可疗伤寒狂热。又云小便不通，脐下烦满者，用此一两，腊茶五钱，研细，煎生姜甘草梢，调下三钱，不通再服，旋可取效。

海　藻

味苦、咸，气寒。无毒，一云有小毒。治项间瘰疬，消颈下瘿瘤。利水道，通癃闭成淋；泻水道，除胀满作肿。辟百邪鬼魅，止偏坠疝疼。别种海带，可用催生，亦疗风淫，兼下水湿。又有昆布，与海藻同功，散结溃坚，并著奇效。

按：荣气不从，外为痈肿，坚硬不溃，服此可消。此三药，味俱兼咸，经所谓咸能软坚是也，各随引经药以治之。

常　山

味苦、辛，气寒。无毒。截温疟，吐痰沫如神。解伤寒，祛寒热立效。水胀堪逐，鬼蛊能消。然其性慓悍，驱逐甚捷，功不掩过者也。年老久病，形瘦虚怯者，用之宜审。止宜冷服，不宜热服。苗茎叶名蜀漆，味苦纯阳。散火邪错逆，破痈肿癥坚，除痞积凝结，辟蛊毒鬼疰。兼治久疟，且调咳逆。

甘　遂

味苦、甘，气大寒。有毒。破癥坚积聚如神，退面目浮肿

---

① 齑（jī击）：同"齑"。捣碎的姜、蒜、韭菜等。

立效。食停胃口，用之即驱；水结胸中，非此不解。盖性专攻决，其气直透所结之处，利从谷道而出也，用须斟酌，慎勿妄投。

白附子

味甘、辛，气温。纯阳。无毒，一云有小毒。治面上百病，可作面脂。主血痹冷疼，且行药势。祛诸风冷气，解中风失音。去疥癣，灭瘢痕。末敷阴囊湿痒，醋擦身背汗斑。

白头翁

味苦，气温。可升可降，阴中阳也。无毒。一云味甘、苦，有小毒。主温疟阳狂寒热，治癥瘕积聚腹疼。逐血，愈金疮；驱风，暖腰膝。消瘰疬，散瘿瘤。齿痛鼻衄神效，百节骨痛殊功。赤毒痢疾，用之甚捷，仲景用白头翁汤治肠垢挟热者。经云：肾欲坚，急食苦以坚之。痢则下焦虚①，故用纯苦以坚之也。

商　陆

味辛、甘、酸，气温。有毒。赤者大毒，其味酸辛。其形类人。白者疗水，赤者贴肿，用各其当，其效如神。葛花即商陆花，白者可用。阴干研末，水吞。治健忘如神。商陆赤者，打烂加葱盐，敷无名肿毒，大效。

谷精草

味辛，气温。无毒。理咽喉鼻塞，止牙齿风疼。口舌诸疮，眼目翳膜，并皆治之。

---

① 虚：原作"黄"，据《本草蒙筌·卷之三·草部下·白头翁》改。

旱莲草

一名鳢肠。味甘、酸，气平。无毒。染白发①，止赤痢。涂须眉可令繁生，敷灸疮能止出血。捣汁其色黑，故又名墨汁旱莲。

佛耳草

味酸，气热。无毒。以款冬为使，治寒嗽及痰。尤去皮寒，大升肺气。不可过服，恐目失明。

灯笼草

味苦，气大寒。无毒。专治热嗽。盖因其苦，能除燥热，轻能治上焦故也。丹溪云：灯笼草，治热痰嗽；佛耳草，治寒痰嗽。

灯心草

味甘，气寒。属金与火。无毒。通阴窍，利小便。除癃闭成淋，消水湿作肿。蒸剥者无效，生拆为良。采根煎服，功力更优。

山慈菇

味辛、苦。有小毒。消痈疽疔肿，散瘰疬恶疮。蛇虺②啮伤，并皆神效。玉枢丹中用此为君，以其能消散肿毒也。

山豆根

味苦，气寒。无毒。止咽喉肿痛之要药。

萱草根

味甘，气凉。属水。无毒。绞根汁，疗酒疸身黄；煮嫩苗，治沙淋涩痛。和酒煮，祛破脑伤风；同姜汁，止大热衄血。安五脏轻身，利胸膈明目。久久服饵，欢乐无忧又名忘忧草。花曰

---

① 发：原作"须"，据《本草蒙筌·卷之三·草部下·旱莲草》改。

② 虺（huǐ悔）：毒蛇、毒虫。

宜男，孕妇宜佩。丹溪云：性下行，走阴分滑肠。名宜男者，宁无微意存焉。

芦　根

味甘，气寒。无毒。解酒毒，去热除烦；止哕呕，开胃进食。治妊娠发热，解鱼蟹食毒。

苎　根

味甘，气寒。无毒。敷痈疽，并敷赤游丹毒；凉胎热，兼治胎动不安。塞漏胎，止下血。汁解消渴，叶可饲鱼。

芫　花

味辛、苦，气温。有小毒。用须醋煮。散皮肤水肿，消胸膈痰涎。咳逆上气者能止，咽痛短气者可安。祛疝瘕，疗鬼疟。令人虚损，久服不宜。

大　戟

味辛、甘，气大寒。阴中微阳。有小毒。甘遂同用，利小便。消水肿腹满急疼，除中风皮肤燥痛。逐瘀血，破癥坚，通月经，堕胎孕。苗名泽漆，味苦而辛。退皮肤邪热，却面目浮肿。治大肠水气，扶阴气不足。

浮　萍

味辛、酸，气寒。无毒。背青而小者名藻，背紫而大者名萍。善发汗，可祛风。治时行热病，俗称体痒疮。消水肿，利小便，去暴躁，止消渴。歌曰：

　　　　不在山间不在岸，采时须是七月半。

　　　　哪怕瘫风与中风，酒下三丸都汗散。

淫羊藿

即仙灵脾。味辛，气寒。无毒。治男子绝阳不举，治女人绝阴不产。却昏耄①，除健忘。益骨坚筋，增力强志。久服有损，载于《本经》。

藜 芦

味辛、苦，气寒。有毒。专治发吐。主蛊毒，杀诸虫，去死肌，愈恶疮。喉痹不通，风痰上壅，并可吐之。

续随子

一名千金子。味辛，气温。有毒。宣一切宿滞积聚，敷诸般疥癣恶疮。逐水，利大小二肠；散气，除心腹胀痛。通月经，下痰饮。不可过服，毒恐伤人。

蓖麻子

味甘、辛，气平。有小毒。可敷无名毒疽，吸出有形滞物。取刺骨，追脓血。涂足心，下胎孕胞衣如神；涂巅顶，收生肠脱肛甚捷。口眼㖞②僻，涂之即正。见效即除，久则反害，因性峻急故也。亦可服饵，祛卒仆风痫，消肿满水胀。兼逐尸疰恶气，又主寒热风虚。服过者，一生忌豆。

按：丹溪云：蓖麻子属阴，主吸出有形之物，故取胎产胎衣、剩骨脓血者用之。荔核肉属阳，主散无形质之滞气，故消瘤赘、赤肿者用之。不审阴阳，治亦不效。

紫 草

味苦、寒。无毒。主心腹邪气，疗腹肿胀满。通水道，利

---

① 耄（mào 貌）：昏乱。
② 㖞（wāi 歪）：歪。

九窍。伤寒时发疹者，宜辨痘色，嫩红实热者，可用。炼合为膏，治小儿疮，及面皶①也。

荜 拨

味辛，气大温。无毒。消宿食下气，除胸冷温中，却霍乱吐泻，除呃逆酸心。得诃子、人参、桂心、干姜为丸，治脏腑虚冷肠鸣泻痢如神。久服走泄真阳，令人肠虚下重。

蜀葵花

味甘，气寒。阴中之阳。无毒。色有红白，蜀产者良。红葵花，治赤带赤痢，而兼治血燥；白葵花，祛白带白痢，而气燥亦驱。黄葵花，秋后方花，研子催生甚捷。

大 青

味苦，气大寒。无毒。仲景方内，每每用之。大青四物汤，治伤寒热毒发斑；大青葛根汤，治伤寒身强脊痛。又单味大青汤，治伤寒黄汗黄疸。天行时疫，尤多用之。更罨肿痈，且解烦渴。小青异种，叶敷痈疮。

牵牛子

味苦，气寒。有毒。黑者名黑丑属水力速，白者名白丑属金效迟。除壅滞气急并疝癖虫毒，疗脚满水肿及便溺不通。以气药引之则入气，以血药引之则入血。大泻元气，用者戒之。

按：东垣云：牵牛非《神农经》药，出《名医续注》。云味苦寒，能除湿，利小便，治下疰脚气。据所说，气味、主治俱误。凡药中用牵牛者，少则动大便，多则泻下。试取尝之，味则辛辣，久嚼雄壮，渐渐不绝，非辛而何？其谓苦寒者，果

① 皶（zhā 渣）：古同"齇"，鼻子上的小红疱，俗称"酒糟鼻"。

安在哉？故但能泻气中之湿热，况湿从下受，下焦主血，是血中之湿，宜用苦寒之味矣。如黄芩、当归、桃仁之不可用此味矣。此仲景治七种湿症，小便不利，无一犯牵牛者，非不知牵牛能泻湿，利小便也。谓湿病之根在下焦，是血分中气病，不可用辛辣气药，反泻上焦太阴之气也。何世人不分气血而一概用之乎？殊不知牵牛比诸辛药，泻气尤甚。若肺先受湿，则宜用之。苟不问有湿无湿，而作常服克化之药，误亦甚矣。张文懿云：尝谓牵牛不可耽嗜，脱人元气。而疑药有何耽嗜？后每见人，因酒食病，病痞者，多服神芎丸等药，皆犯牵牛。初服则快，药过复痞，仍前再服，随服而效，由是愈信。耽嗜久服，暗伤元气，而犹不知悔悟也。夫病此者，但当益脾健胃，使元气生发，自然腐熟水谷而痞自消矣。经云辛泻气，肺气病者，毋多食辛。况饮食劳倦，所伤在胃，胃气不行，心火乘之，胃受火邪，名曰热中，当于血分泻火，而用黄芩之苦寒，当归之辛温，桃仁之甘苦，以除燥而润大便。且以参芪甘草甘寒之药，兼而用之。若因血热而泻气，非其治矣。盖上焦元气，已自虚弱，津液不足，口燥舌热。若反用牵牛，气味俱阳，大辛之药，重泻其已虚之元气，复耗其精液，利其小便，以致阴火愈甚。重则死，轻则夭，诚可悯也。牵牛感南方火热之化，湿胜而气不得施化，以致大小便不通者，则用以泻湿，而气得周流。所谓五脏互有邪，更相平也，火能平金而泻肺故耳。近世钱氏泻黄散中，独用防风，过于他药一、二倍者，以防风辛温，能于土中泻金，使子不助母也。经云从前来者谓实邪，谓子能令母实，故以所胜平之。《晦庵语录》中有秋食姜则夭人天年。经止①言辛泻气，而《晦庵》何戒之深也？盖谓夏月姜不禁者，热气主旺之时，宜以汗散。姜能发汗以越其热，秋分食姜，令人泻气，故禁之。姜且如此，而况牵牛乎。附黑白丑制法：牵牛子气味苦寒，入手足阳明、太阳。半生半熟用者，不欲其行之速也。不拘多少，用新瓦一张，入炭火上煿得通红，即以牵牛子顿在瓦上，铺平，不得拨动，自然一半生一半熟矣。

① 止：仅，只。

木　部

官　桂

味辛、甘，气大热。浮也，阳也。有小毒。曰官桂，曰菌桂，曰牡桂，种类有三，治亦稍别。世俗所用，一字桂也。菌桂即今筒桂，养精神，和颜色，为诸药宣聘通使。牡桂即今木桂，利关节，补中气，通神，耐老轻身。一字桂，利肝气、肺气而温中，止头痛腰痛而解表。疗转筋霍乱，去心腹冷痛。出汗止烦，利肺痈而止咳嗽；必定堕胎，消瘀血而骨节坚。宣导百药，疏理诸虚。身干厚实者为肉桂，气味重而功专在下；去皮近里者为桂心，性略守而治多在中。小条枝梗则名桂枝，气薄而治头目，以发散风寒；嫩小枝梢则名柳桂，味淡而治上焦，及横行两臂。柳桂、桂枝主疏散，经云气薄则发泄也。肉桂、桂心主于温。经云气厚则发热也。其言小毒者，亦从而类化，与芩连为使，小毒何施？与乌附同行，性全得热。与人参、甘草、麦门冬，能调中益气，实卫护荣；与柴胡、地黄、紫石英，却除吐逆。若与巴豆、硇砂、干漆、穿山甲、水蛭、虻虫之类，则小毒为大毒矣。秋冬宜用，春夏禁之。

　　按：《本经》谓桂止烦出汗，而仲景治伤寒乃云无汗不得服桂枝。又云汗过多者，服桂枝甘草汤。是又用其闭汗，何与经义相反耶？盖桂枝性善通血脉，《本经》言止烦出汗者，非谓能开腠理而发汗也。以之调其荣血，则卫气自和，邪无容地，遂自汗出而解矣。仲景言汗多用桂枝者，亦非谓桂枝能开腠理而止汗也，以之调和荣卫，则邪去而汗自止耳。医者不解出汗、止汗之意，凡遇伤寒，惟桂枝汤是用。幸遇太阳伤风自汗者，固可获效；倘系太阴伤寒无汗而服之，为害岂浅哉。犹有谓仲景之治表虚，而概用以敛汗者，此又大失经旨矣。

柏　实

味甘、辛，气平。无毒。利耳目，却风寒，蠲①痹痛，敛虚汗。肾冷腰冷堪温，肾燥体燥能润。益气血，兴阳道。安五脏，去恍惚。止悸，补虚。眩痛头风，用之亦效。

侧柏叶

味苦、涩，气微温能祛风活血，经过三年霜露者，更有功。柏有数种，惟根上发枝蒙茸茂密者，名千头柏，又名佛手柏即子孙柏也，此真侧柏也。止吐衄来红，定崩淋下血。历节风疼可愈，周身湿痹能安。兼能止痢，亦可补阴。

黄柏皮

味苦、微辛，气寒。无毒。阴中阳也。乃足少阴本经药也，又为足太阳引经。佐泽泻能利小便，配细辛可擦口疮。同黄芪服，能使足膝筋力涌出；和苍术用，俾②下焦湿热散行。起痿躄，驱疳痢。安蛔虫，泻龙火。解渴，除骨蒸。补肾强阴，洗肝明目。肠风下血，瘫痪无力，小肠虚痛，膀胱热结，女人带漏，并可治之。根名檀桓，如苓结块。疗心腹百病，主长生神仙。

按：经云肾苦燥，故肾停湿也。活人解毒汤中用黄柏、黄

---

① 蠲（juān 捐）：消除。
② 俾（bǐ 比）：使。

连、黄芩、栀子，盖栀子、黄芩入肺，黄连入心，黄柏入肾，燥湿所归，各从其类。上下内外，并皆治之。积热门中，诚为要药。

楮 实

味甘，气寒，无毒。强阴痿，退水肿。充肌肤，助腰膝。益气力，补虚劳。悦颜色而轻身，壮筋骨而明目。

竹 叶

味甘、淡，气平、寒。无毒。阴中微阳。竹类颇多，味淡者佳。治上气咳逆而喘促，退虚热烦躁而不眠。凉心经，却风痉。根止消渴，散毒补虚。竹茹主胃热呃逆殊功，疗噎嗝呃哕神效。竹沥味甘，性缓。却阴虚发热，理中风口噤、小儿天吊①惊痫、妇人胎产闷晕。止惊悸，却痰涎。丹溪云：《本草》言竹沥大寒，泛观之，则与石膏、芩、连同类皆然。诸方治胎产、金疮、口噤与血虚自汗、消渴尿多，皆阴虚之病，无不用之。产后不碍虚，胎前不损子。何世俗因"大寒"二字，遂弃而不用？经曰阴虚则发热。竹沥甘缓，能除阴虚之有大热者。寒而能补，正与病对。大寒言其功，非言其气也。又云能去虚痰，虚而不能食者，用竹沥。竹沥滑痰，痰在经络，非此不行；痰在四肢，非此不去。痰在皮里膜外者，非此与姜汁，不能达也。痰在膈间，使人癫狂，亦宜用此。更治风痰，又能养血。笋发气而托痘疮，止消渴而利小便。嫩竹笋，自死者名仙人杖，主治呃逆反胃、小儿惊痫夜啼。

茯 苓

味甘、淡，气平。无毒。茯苓有赤、白二种，主治各异。

---

① 天吊：小儿蕴热，痰塞经络，头目仰视，名为天吊。

赤者入心、脾、小肠，属戊已丙丁，专主泻痢；白者入膀胱、肺、肾，庚辛壬癸，补益兼能。甘以助阳，淡能利窍。通便不泄精气，功并车前；利血专在腰脐，效同白术。除湿行水，益智养神。祛痰火益肺，生津液缓脾。和魂炼魄，开胃厚肠。却惊痫，安胎孕。倘汗多阴虚，恐伤元损寿。若小便素利，则助燥损阴①，此又不可不知也。茯神抱木而生，专理心精，善补心气。止恍惚惊悸，除恚怒健忘。丹溪云：茯苓、猪苓、泽泻，各有行水之能，久服损人。八味丸用之，不过诸药接引，归就肾经，去胞中久积陈垢，推而搬运之功。

琥珀

味甘，气平。无毒。阳也。利水道，通五淋。定魂魄，安五脏。破癥结瘀血，杀鬼魅精邪。治产后血晕，及儿枕痛疼。瑿②名虽异，所产实同。历二千岁，方得成形。安神而补心最善，生肌而破血尤佳。丹溪云：古方用琥珀利小便，以燥脾土有功。盖脾能运化，使肺气下降，故小便可通也。若血少而小便不利者，用之反有燥急之患。

松脂

味甘、苦，气温。无毒。逐诸风，安五脏。除胃脘伏热，解咽喉消渴。松节性温，燥血中之湿，除脚痹软疼。

松烟墨

味辛。无毒。止血甚效。因墨胜红，止血衄崩中，定产后血晕。下死胎而逐胎衣，合金疮以生肌肉。

---

① 阴：原作"明"，据文义改。
② 瑿（yī衣）：黑色的美石。琥珀最贵者名曰瑿。

槐　实

味苦、辛、咸，气寒。无毒。去五内邪热，并五痔肿疼。止涎吐，补绝伤，凉大肠，消乳瘕。除男子阴囊湿痒，却妇人产后痒疼。槐枝煎汤洗疮，可以除痒，煅火揩齿，可以杀虫。槐花甚苦，炒黄服之，去大肠之热，理泻血肠风，及皮肤风，止痔瘘下血，并赤白痢。除心疼眼赤，杀腹蛔虫。

枳　实

味苦、酸，气寒。无毒。味薄气厚，阴也，阴中微阳。除胀满，消宿食，削坚积，化稠痰。佐牵牛、大黄、芒硝，则能破气；佐人参、白术、干姜，则能益气。仲景加承气汤内，取疏通破结之功；丹溪入泻痰药中，有倒壁冲墙之捷。

枳　壳

味苦、酸，气微寒。无毒，味薄气厚，阴也，阳中微阳。泄肺气，走大肠。开胸膈痞塞，散肿满结气。消宿食，而破痰癖积聚；利关节，而逐水饮停留。同甘草，则瘦胎；和黄连，则灭痔。损胸中至高之气，久服慎之。

按：《本经》不分实、壳。今大者为壳，性祥缓而治高，高者主气，治在胸膈；小者为实，性酷速而治下，下者主血，治在心腹。故胸中有痞，肺气结也，用桔梗枳壳汤；心下有痞，脾血积也，用白术枳实汤。此高下缓急之分，易老详为之准的的也。

女贞子

即冬青子。味苦、甘，气平。无毒。乌须发，强筋骨。安五脏，补中气。除百病，养精神。多服补血除风，久服轻身肥健。

川楝实

即金铃子。味苦，气寒。有毒。主伤寒中湿而大热烦狂，理膀胱疝气而睾丸吊痛。兼利小便，更杀三虫。根性微寒，白者可用。单味煎酒，大可追虫。行积聚而止疼痛，其妙速而其功神。治虫宜月前，忌月后。根用东引而在地中，不露出者良，露出在土面者有毒，不可轻使。

厚 朴

味苦、辛，气大温。无毒。可升可降。属土有火。阴中阳也。主中风寒热，治霍乱转筋；止呕逆吐酸，禁泻痢淋露。消痰下气，益气温中。与枳实、大黄同用，则实满能泄；与陈皮、苍术同用，则湿满能除。入解利药，则治伤寒；同泄痢药，则厚肠胃。盖其味苦、气温，故用苦则泻，同温则补。《衍义》云：平胃散用之最当，既温脾胃，又走冷气。洁古云：治腹痛胀满，散结之神药也。倘病者虚弱，斟酌用之，恐脱人元气。若气实人，过服参、芪，致成喘闷，此正泄之不禁也。丹溪云：厚朴气药，温而能散，故泄胃中实也。平胃散用苍术，正乃泄去上焦之湿，不使胃土太过，得复其平，致于中和而已，非谓温脾补胃也。世皆不察，而谓之补。其治腹胀者，因味辛而提其气耳。

桑白皮

味甘、辛，气寒。无毒。可升可降，阳中阴也。入手太阴肺脏。甘助元气，补劳怯虚羸；辛泻火邪，止喘嗽唾血。利水消肿，解渴祛痰。桑椹，主消渴，治金石发热。桑叶，主出汗，除寒热霍乱。桑上寄生，主腰痛，去痛痹，安胎孕而止漏血，下乳汁而疗崩中，产后余疾，小儿背强。充肌肤，健筋骨，坚齿发，长须眉。

　　按：寄生，得桑之气以为佳，其他杂木者，用之无效。古方风湿作痛之症，每用独活寄生汤，而今服之无益，岂非药失其真之故欤？且川独活不难得其真者，每以土当归假代。独活原本一种，节密轻虚者为羌，节疏重实者为独。川续断与桑寄生，气味各异，主治颇同，不得桑寄生，即用川续断，名为羌活续断汤，亦颇便益。

樗根白皮

　　似椿而臭俗名臭椿。味苦、涩，气寒①。有小毒。止女人月信过度，久痢带漏崩中；禁男子夜梦遗精，滑泄肠风痔瘘。兼缩小水，更祛蛔虫。荚采暴干，去大便血尤捷。

山栀子

　　味苦，气寒。无毒。味厚气薄，气浮味降，阴中阳也。炒黄则可治热，炒黑则能止血。留皮，除热于肤表；去皮，却热于胸中。入手太阴肺经。因其轻浮像肺，色赤像火，故治至高之分，而泻肺中之火也。本不能作吐，而仲景用为吐药者，为邪气在上，拒而不纳食，令上吐，邪能得出。经曰：在高者，因而越，此之谓也。亦不能利小便，而易老用利小便者，实非利小便，乃清肺也。肺得清化之令，则小便亦从气化而出。经曰：膀胱，津液之府，气化而能出者，此之谓②也。《本经》又谓治大小肠热及胃中热者，此因辛与庚合，又与丙合，又能泄戊，其先于中州③故焉。同生姜、橘皮，治哕呕不止；同厚朴、

---

　　① 寒：原脱，据《本草蒙筌·卷之四·木部·樗根白皮》补。
　　② 谓：此下原有"之"字，据文义删。
　　③ 中州：指脏腑之应地势部位。《难经·四难》："脾者中州。"

枳实，除腹满而烦。加茵陈，治湿热发黄；加甘草，治少气虚满。若虚烦不眠，反覆颠倒，心中懊恼①，须加香豉。盖烦者气也，燥者血也，气主肺，血主肾，故用栀子治肺烦，香豉治肾燥也。若同生姜绞汁，尤治心腹久疼。至于上焦客热，五内邪气，身黄目赤，霍乱转筋，赤白癫疮，酒疱皶鼻，无不用之。又治大病汗下后，血液既燥于脏腑，不能润养，而内生虚热者，非此不除。又能屈曲下行，降火甚速，从小便泄去。又解热郁，行结气，而治块中之火，丹溪六郁方用之。

枸杞子

味甘、苦，气微寒，无毒。添精固髓，健骨强筋。滋阴气，兴阳道。谚云：离家千里，勿服枸杞。亦以其助阳也。更止消渴，又补劳伤。根名地骨皮，性甚寒凉，入足少阴肾经，并手少阳三焦。解传尸有汗骨蒸，疗在表风湿周痹。去五内邪热，利大小二便。强阴益筋，凉血凉骨。茎名仙人杖，能追皮肤骨节风，可消疮肿，并散热毒。又嫩竹笋自死者，亦名仙人杖，专主哕逆及胃、小儿惊痫夜啼。

辛　夷

即木笔花蕊。味辛，气温。无毒。利九窍，通鼻塞，禁清涕，止眩冒。治头脑风疼，或身体寒热，面肿引齿而痛，用之殊有功效。

酸枣仁

味酸，气平。无毒。能治多眠、不眠，必分生用、炒用。多眠，胆实有热，生研末，取茶叶姜汁调吞；不眠，胆虚有寒，

---

① 懊恼（náo 挠）：烦闷。

炒作散，用竹叶煎汤送下。宁心志，益肝补中；敛虚汗，祛烦止渴。去心腹寒热，五脏能安；疗手足酸痛，筋骨堪健。

杜　仲

一名思仙木。味甘、辛，气平、温。无毒。补中强志，益肾添精。主腰脊痛不能屈伸，治脚酸疼不欲践地。除阴囊湿痒，止小便遗沥。

山茱萸

味酸、涩，气平、微温。无毒。入肾、肝二经。温肝补肾而兴阳道，益髓固精而暖腰膝。女人可调经候，老者能禁小便。除一切风邪，却诸般气症。核能滑精，去而不用。

按：滑则气脱，山茱萸之涩，以收其精。八味丸用之，取其益肾而固精也。《本经》谓其通九窍者，是又不可尽信一名山茹萸。

蔓荆子

味苦、辛、甘，气温、寒。无毒。阳中之阴，太阳经药。主筋骨寒热，湿痹拘挛。散风邪，利九窍，治脑鸣，止目泪。除目睛痛，而祛本经头痛；解头中闷，而疗偏正头风。

牡荆实

味苦，气温。无毒。通胃气而除寒热，效可臻也；下肺气而止咳逆，功莫大焉。荆沥少加姜汁，除痰消沫如神。心闷而烦热者可解，头风而旋眩者能除。治中风失音，疗惊痫心热。气热痰盛者宜服，气虚食少者忌之。丹溪云：虚痰用竹沥，实痰用荆沥，二味俱行经络、行血气之要药也。

猪　苓

味甘、寒、淡，气平。降也，阳也。无毒。入肾与膀胱二经。通淋消肿满，除湿利小便。盖苦泄滞，甘助阳，淡利窍，故耳。《衍义》云：行水之功居①多，能燥亡津液。倘无湿症，勿轻用之。不宜久服，损肾昏目。

紫 葳

即凌霄花。味酸，气微寒。无毒。主妇人寒热虚羸，产乳余疾，崩中带下，血闭癥瘕。治血中作痛之要药。

乌 药

味辛，气温。气厚于味，阳也。无毒。入足少阴肾经，并足阳明胃经。诸冷能除，凡气堪顺。止翻胃，缩小便。食积作胀者可消，气痛逆卫者可逐。血气凝滞，颇利妇人。积聚蛔虫，尤宜童稚。

茶 茗

味甘、苦，气微寒。无毒。入手足厥阴。清头目，利小便，逐痰涎，解烦渴。下气消食，除热止痢。热服行痰，冷服聚痰。多服少睡，久服消脂。唐·母景《蒙荃》：毋煚②云：释滞消壅③，一日之利暂佳；瘠④气侵精，终身之累斯大。损多益少，观此足征。

按：《本经》茶茗，上清头目，然苦以泄之，其体下行，如何头目清也？殊不知头目不清，多由热气上熏。若泻之而热降，则上自清矣。且茶体轻浮，采摘萌芽，得春升之气，味虽苦而

---

① 居：原作"君"，据《本草衍义·第十四卷·猪苓》改。

② 毋煚（jiǒng）：又名母景。唐著名目录学家、藏书家。以下引文见其《代茶饮序》。

③ 壅：原作"痰"，据《本草蒙荃·卷之四·木部·茶茗》改。

④ 瘠：原作"脊"，据《本草蒙荃·卷之四·木部·茶茗》改。

气则薄，乃阴中之阳，可升可降者也。云利头目，果可悖乎？

蜀 椒

味辛，气温，大热。属火，有金与水。浮也。阳中之阳。有毒。却心腹冷疼，及寒热痹痛。温中下气，出汗祛风。开腠理，通血脉，除咳逆，去死肌，疗齿痛，壮阳道，杀虫蛊，缩小便。一云多食令人乏气。又云闭目者杀人。椒目，味苦、辛。能行水，治水蛊。可劫痰喘，能敛盗汗。

胡 椒

味辛，气大温。无毒，属火有金。性燥。主下气，温中祛冷，治痢，去寒痛，止霍乱。调味用之，辛辣快膈，杀一切鱼、肉、鳖、蕈之毒。不可多服，大伤脾胃。肺气积久而大，痔疾尤忌。

吴茱萸

味辛、苦，气温、大热。有毒。入肝、脾、肾三经。主咽嗌寒噎塞不通，散胸膈冷气窒塞不利。祛脾胃停寒脐腹绞痛，逐膀胱受湿，阴囊疝疼。开腠理，解风邪，止呕逆，除霍乱。能顺折肝木之性，治吞酸水如神。厥阴头疼，引经必用。气猛不宜多食，令人目瞪口开。若久服亦损元气，肠虚泄者，尤宜忌之，以其速于下气故尔。

干 漆

味辛、咸，气温。无毒。专主绝伤。痞结腰痛不祛，血气心痛能止。丹溪云：性急而能飞补，近用为去积滞之药。若用之中节，积去后而能补，性内行，人不知也。

钩藤

味甘、苦，气微寒。无毒。专主幼科。寒热惊痫，手足瘛疭①，胎风客忤，口眼抽掣，莫不神效。

槟榔

味辛、苦，气温。无毒。化水谷，除痰癖，止心痛，杀三虫，破滞气，治后重。泄胸中至高之气，而坠诸药至于极下。

按：槟榔，苦以破滞气，辛以散邪气，较诸枳壳、青皮，此尤甚也。岭南烟瘴，朝夕噬之，习俗使然。气与之俱化耳。仕于彼者，亦随其俗。窃恐冲和之气，宁有不被其所耗者哉？

大腹皮

味辛，气微温。无毒。树与槟榔相似。传曰：向阴生者为大腹，向阳生者为槟榔。以姜盐同炒，入疏气药。主冷热诸气，通大小二肠。止霍乱痰膈酸心，攻心腹大肠②壅毒。大腹皮，鸩鸟多栖，粪毒有害。先浸醇酒，后洗豆汁，下膈气亦佳也，消浮肿尤捷焉今肆中所售，有枣儿槟榔，其外壳似大腹皮，其实似黑小枣，味不涩。若花槟榔则涩甚，实大而圆。

蜜蒙花

味甘，气平，微寒。无毒。专治眼科，主肤翳青盲，止眵③泪赤涩。目中赤脉，疳气上攻者，悉皆主之。

棕榈子

味苦、涩，气平。无毒。涩肠而止泄痢肠风，养血而止崩

---

① 瘛疭（chì zòng 斥粽）：手脚痉挛、口歪眼斜的症状。
② 肠：原作"腹"，据《本草蒙筌·卷之四·木部·大腹》改。
③ 眵（chī 吃）：眼部分泌物。

中带下。其皮煅灰，治肠风崩带，医吐血鼻红。

五倍子

一名川文蛤。味苦、酸，气平。无毒。功专收敛，禁止肠虚。解消渴生津，却顽痰去热。百药煎用制成，肺胀喘咳者，噙之即愈。

巴　豆

味辛，气温。有大毒。生温熟寒。性烈，浮也。阳中之阳，气薄味厚，体重而降。多荡涤攻击之功，诚斩关夺门之将。生霜，则为急攻，而通利水谷；炒黑，则为缓治，而消磨坚积。虽可通肠，亦堪止泻，世所未知也。丹溪云：虽去胃中寒积，无寒积者忌之。

苏方木

味甘、咸，气平。无毒。专行积血，可通月经。产后攻血，跌扑死血，煎酒送之。

河黎勒

味苦、酸，气温。无毒。苦重酸轻，性急喜降，阴也。六棱黑色者佳。消宿食，去腹膨，且通津液；破结气，止久痢，兼疗肠风。开胃湿肠，祛痰除嗽。又因其味苦酸，有收敛降火之功，故能治肺金伤极，郁遏胀满，喘急咳嗽而不得眠。然其味苦涩，虽涩而又泄气，性急喜降，气虚者似难轻用。

皂　荚

味辛、咸，气温。有小毒。入足厥阴肝经。因有二种，用各不同，长板荚理气疏风，猪牙荚治齿取积。利窍通关，破癥堕胎。搐①鼻中，旋得喷嚏；和生矾，即稀涎散，可吐风痰。皂荚核，烧灰存性，治大便燥结。其性得湿则滑，湿滑则燥结自通。皂角刺，乃外科圣药，治疮直达疮所。

麒麟竭

即血竭。味辛、咸，气平。有小毒。治跌扑损伤，疗毒疮恶痈。破积血，止疼痛，祛邪气，治带下。不可多使，却能引脓。

沉 香

味辛，气微温。无毒。补相火，壮元阳，暖腰膝，散滞气。保和卫气，用以为使。上而至天，下而至泉，无不之②也。又止吐泻转筋，更驱禁口③痛痢。

按：《衍义》云：沉香保和卫气，为上品药，今人多与乌药同磨，走散滞气。独行则势弱，与他药相佐，缓以取效，有益无损，他药不可及也。

檀 香

味辛，气温。无毒。专入肺肾，通行阳明。升胃气，进饮食。却腹痛霍乱，驱中恶鬼气。

按：东垣云：檀香能调气而清香，引芳香之物上行，至于极高之分。最宜橙橘之属，佐以姜、枣，并葛根、豆蔻、缩砂、益智，通行阳明经。在胸膈之上，处咽嗌之中，同为利气之剂。

苏合香

味辛，气温。无毒。辟诸恶，杀精鬼。去三虫蛊毒，除温

---

① 搐（chù 触）：抽动。
② 之：往，到。
③ 禁口：也作"噤口"。此处指痢疾患者不想进饮食的症状。

疟痫痊。可祛鬼魔，尤通神明。

龙脑香

即冰片。味辛、苦，气温、微寒。无毒。主心腹邪气，风湿积聚。疗耳聋，兼明目，目热赤疼，喉痹肿塞。敷下疳，消舌胀。可利膈通关，逐风涎壅闭。丹溪云：龙脑属火，世知其通利，然未达其热，而轻浮飞越。《局方》喜香而贵细，动辄与麝同为桂、附之助。然人身之阳易动，阴易亏，幸思之。节斋又云：龙脑大辛善走，故能散热，通利结气。医方目痛喉痹下疳，多用之者，取其辛散也。人欲死者吞之，气尽散也。世人误以为寒，不知辛散性甚，似乎凉耳。诸香皆属阳，岂有香之至者而反属寒乎？

乳 香

味辛，气温。无毒。疗诸般恶疮，及风水肿毒；定诸经卒痛，却心腹急疼。更催生产，且理风邪。变肤膏，止痛长肉。

丁 香

味辛，气温。纯阳。无毒。专入肺、肾二经，又走太阴肺经。诸香能发，诸气能驱。止呕逆，去翻胃。治霍乱呕吐，除心腹冷疼。暖腰膝，壮元阳。大如枣核者，名母丁香，纳阴中，除阴户冷病；涂须孔，可变白反黑。丁皮治齿痛，亦验。

阿 魏

味辛，气平。无毒。去臭气，杀诸小虫；下恶气，破诸般积。辟温禁疟，却鬼祛邪。蛊毒能消，传尸可灭。体性极臭，而能止臭，亦奇物也。

芦 荟

味苦，气寒。无毒。杀虫去疳，镇心明目。小儿癫痫惊搐，大人痔漏疮痕。

雷　丸

味苦、咸。有小毒。胃热可解，蛊毒可祛。杀寸白虫，并杀三虫。利丈夫，不利女人。主癫痫狂走，疗汗出恶风。又作摩积之膏，可却小儿百病。久服阴痿。尤宜忌之。

没　药

味苦、辛，气平。无毒。主坠堕打扑损伤，疗痈疽疮漏溃腐。破血立效，止痛如神。

芜　荑

味辛，气平。无毒。主五内邪气，杀寸白三虫，化食除肠风，逐冷止心痛。

使君子

味甘，气温。无毒。炮去皮壳。去白浊，除五痔，杀蛔虫，止泻痢。因郭使君用治小儿，后人因名使君子也。

卷　四

谷　部

粳　米

味甘、苦，气平、微寒。无毒。入心、肺二经。主益气，兼除烦渴；能止泻，更和五脏。补益胃气，其功莫及。合芡实煮粥，可强志，益伤精。桃花汤用之，取其甘以补正气也。竹叶石膏汤用之，取其甘以益不足也。白虎汤用之，取其入手太阴，同甘草甘以缓之，使不速下也。

陈仓粟

性缓，味兼咸酸。主下气，除烦渴，开胃气，止泻痢。杵头糠，堪治卒噎，传送饮食，亦取春捣之义。

糯　米

气温，味苦、甘。主温中，令人多热，坚大便，止霍乱。

粟　米

新则味咸，陈则味苦。气平、微寒。无毒。新者养肾气，去脾热，益气而常益中脘；陈者止泄痢，却胃热利水，而大解消渴。

按：天生五谷，俱能养人，其最能益胃补脾，无过粳与粟也。日资食用，诚寄死生。盖得天地中和之气最多，与造化生育之功相等。南人食粳，北人食粟，功用实大，非可名言。

罂粟米

即御米。味甘，气平。无毒。主反胃噎塞，胸中痰滞，及丹石过服发动。食不得下者，并和竹沥，煮粥下之。粟壳性涩，甚固大肠，久泻捷方，虚嗽要药。倘湿热泄痢，须禁服之。

大 麦

味甘、咸，气平、微寒。无毒。主芽须炒。主消渴除热，益气调中。麦蘗，味咸，温，补脾胃，消宿食。破癥结冷气，止心腹胀满。开胃气，止霍乱，消痰下气，催生堕胎。亦行上焦滞血，可治产后闭结。胃虚之人，宜服以代戊己①，腐熟水谷。但久食多服，则能消肾，戒之。

小 麦

味甘。带皮气寒，去皮气热，面热麸凉。除热止渴，利小便，养肝气，安心神。浮者止虚汗，治大人小儿骨蒸肌热，妇人劳热。麸实大肠，止泄泻蒸饼，即熟馒头，去皮，渍水，打糊调丸，上焦药者即此。

生大豆

味甘，气平。无毒。黑白种殊。惟取黑者，涂痈肿，杀鬼疰，逐水胀。除胃中热、痹下瘀血，散五脏血积。炒豆，多食壅气。

赤小豆

味辛、甘、酸，气温而平。无毒。主小水，排脓血，除消渴，止泄泻，利小便，祛吐逆。寒热，热中，脚气水肿，并可治之。久服令人虚。

腐 婢

赤小豆花也。味辛，气平。无毒。主痰疟、寒热邪气、泄

---

① 戊己：指胃与脾。

痢。与葛花同服，饮酒多不醉。

豆 豉

味淡，气寒。虽理瘴气，专主伤寒。佐葱白，散寒热头疼；助栀子，除产烦懊恼。祛两脚冷疼，治暴痢腹痛。可安胎孕，更敷恶疮。

绿 豆

味甘，气寒，皮寒肉平。无毒。主消渴，解丹毒。烦热奔豚①，风疹，药石发动，壮热奔豚，并主，研绞汁服之。作枕可明目，去头风。绿豆粉能益气力，润皮肉，厚肠胃，养精神。能和五脏，可以常食。

白扁豆

味甘，气微温。无毒。主下气和中，治霍乱吐利。杀一切草木毒、酒毒、河豚毒。加十味香薷饮治暑殊功，佐参苓白术散止泻立效。花主赤白带下，叶敷蛇虫咬伤清暑热症。

白油麻

味甘。生则气寒，炒则气热。无毒。治虚劳，滑肠胃，行风气，通血脉，润肌肤，导结气。勿久食之，瘦人肌肉。麻油性冷，治一切恶疮，下三焦热毒，推子胞催生，搽疥癣杀虫。陈者熬膏，生肌长肉。脾与齿病者，切不可服。煎炼食之，与火无异，戒之戒之。

胡 麻

一名巨胜。味甘，气平。无毒。八谷之中，惟此最胜。补

---

① 豚：底本批注作"此处疑有阙文"。据《本草纲目·谷部第二十四卷·绿豆》补。

虚赢，益五内。填脑髓，长肌肤。坚筋骨，长气力。久服明目轻身，兼耐寒暑饥渴。

火麻子

味甘，气平。无毒。乃手阳明大肠经药，并足太阴脾经。益气补中，催生下乳。去中风汗出、皮肤顽痹，润大肠风热、结涩便难。止消渴，破积血。胎逆横生，产后余疾，并可治之。

神　曲

味甘，气平。无毒。走阳明胃经。下气调中，止泻开胃。化水谷，消宿食疗酒病，破癥结，逐痰积。疗妇人胎动不安，治小儿胸腹坚满。

酒

味苦、甘、平，气大热。有毒。主杀百邪，辟恶气，通血脉，厚肠胃，养脾和肝，御风寒。引药势，能行诸经不止。与附子同味，辛者能散，为导引，可以运行一身之表，至极高之分。味苦者能下，甘者居中而缓，淡者利小便。丹溪云：酒湿中发热，近于相火，性喜升，大伤肺气，助火生痰，变为诸病。又云：醇酒冷饮有三益，先经分得湿中之寒以养肺，次入胃中之湿以养脾，冷饮行迟，传化以渐，令人不得恣饮。

醋

一名苦酒。味酸、甘，气温。无毒。陈年者佳。散水气，杀邪毒，消痈肿，敛咽疮。祛胃脘气疼，并坚积癥块气疼；治产后血晕，及损伤金疮血晕。浸黄柏可噙口疮，煮香附能开郁痛，煎大黄则劫痰癖，磨南星则敷瘤肿。专入肝①经，宜为引

卷四
七五

---

① 肝：原作"肺"，据文义改。

使。不利男子，惟益女人。多食损齿及筋骨。

　　按：食醋多，则齿软，因水生木，水气弱，木气盛故耳。齿属肾水，酸助肝，安得不然？

饴　糖

　　味甘，气微温。无毒。和脾润肺，滋阴，止痰消渴。建中汤用之，取其甘缓也。中满莫用，呕吐切忌。仲景谓呕家不用建中，以甘故也。丹溪云：大发①湿中之热。

浆　水

　　味甘、酸，气温。无毒。醒睡除烦，消食止渴，调和五脏，滑白肌肤。霍乱可平，泻痢可止。

---

　　① 发：原脱，据《本草蒙筌·卷之五·谷部·饴糖》补。

卷　五

菜　部

干　姜

味辛，气温，大热。阳中之阳。无毒。生用味辛，炮用味苦。生辛则窜而不收，堪治表，解散风寒湿痹、鼻塞、头疼、发热之邪。炮苦则止而不移，可温中调理痼冷沉寒、霍乱腹痛吐泻之疾。表症，肺寒咳嗽，则与五味子同用；里症，脉绝无阳，则用黑附子为引。若疗血虚寒热，加入补阴药内，能引血药上升，入于气分生血。故产血去多、发热骤盛者倍用，治之而无疑也。炒黑，止吐血痢血；煨熟，止水泻溏泻。一云泄脾，非泻正气，盖脾中寒湿，须用辛热以燥之，故云泻耳。

生　姜

味辛、甘，气微温。无毒。去皮则热，留皮则冷。主伤寒头痛鼻塞、咳嗽上气，开胃口，益脾胃，散风寒。治痰嗽吐血，为呕家之圣药。久服去臭气，通神明。佐大枣，辛温厚肠；同芍药，温经散寒；和半夏，主心下急痛。捣汁和蜜服，主中焦不能食。又和杏仁泥煎膏，下一切心腹结气，及冷热隔①气神效。姜皮入五皮散，可消浮肿。姜汁佐竹沥，通行经络。

白芥子

味辛，气温。无毒。消痰癖，敷疰母。皮里膜外痰涎，非此不能引达。三子养亲汤，莱菔消食，苏子定喘，白芥消痰，

---

① 隔：通“膈”。

卷
五

七
七

切中老人之疾。

莱菔根

味甘、辛，气温。无毒。消谷食，去痰癖，止咳逆，解面毒。捣汁，主消渴，治肺痿，能止血消血，大下气。《衍义》云：散气用生姜，下气用莱菔。莱菔子，喘嗽①，下气消食。水研服，吐风痰；醋研敷，消痈毒。其性下气，凡服补气药者，禁用。然服人参过多，以致气盛痰涎不能饮食者，必用此解之南方有红、白两种，北方又有数种。

葱 白

味辛，气温。无毒，入足阳明胃及手太阴肺经。出汗疏通骨节，归目祛逐肝邪。理霍乱转筋难当，治伤寒头痛如破通上下阳，疗脚气。杀鱼肉毒，通大小肠。散面目浮肿，止心腹急疼。去喉痹，愈金疮，安妊娠，塞鼻衄。功专发散，不利气虚痔病宜忌之。

韭

味辛、微酸，气温。性急。无毒。温中下气，归心益阳。暖膝胻，和脏腑。除疰癖痼冷，止白浊遗精。根汁清胃脘瘀血，下胸膈结气，开中风失音，消中恶膨胀。韭子止精浊遗漏，较之根叶尤灵韭花味辛、平，能散瘀血。与苏木屑合煎用，可以祛风活血。

葫 蒜

味辛，气大温。有毒。属火性热。善散快膈，故人喜食之多食昏目，多于暑月。其伤脾伤气之祸，积久自见。化肉之功，

---

① 喘嗽：此上疑缺字。

不足信①也陈年大蒜，其中空者，能通神明，去秽恶，胸膈壅塞者宜之。本年新者无效。

甜瓜蒂

即苦丁香。味苦，气寒。有小毒。堪为涌吐之剂。消身面浮肿水气，逐咽喉窒塞风痰。逐胸中寒，除偏头痛。退急黄，消息肉。但性急多损胃气，弱者宜忌之。虽遇当吐，代以参芦。

茄　根

可渍冻疮。酒浸可祛风湿。丹溪云：茄属土，味甘，用治疗者，甘以缓火之急。主寒热，去五劳，不宜多食饭上蒸熟，治诸毒气，沥在骨节，不能屈伸。饭上蒸透佳。茄蒂能去骨节中毒，利小便及解杨梅疮毒。隔年者可用，鲜者无效。

冬　瓜

味甘，气微寒。无毒。能除烦闷作渴，散热气鱼毒。兼祛水胀成淋，更通二便。惟阴虚久病者禁之冬瓜皮，理湿热，温热症宜之。冬瓜子，能清热消痰。

黄　瓜

益少，不宜多食。忌醋和之。

丝　瓜

性冷，解毒最宜。更治痘疮脚痈，烧灰敷上，立效。

瓠

味苦者气寒，有毒；味甘者性冷，无毒。种有甜苦，治病宜分。苦者能令吐水，浮肿堪消。甜者润心肺，除热渴，通淋

---

① 信：原作"多"，据《本草蒙筌·卷之六·菜部·葫》改。

利水，尤宜。

水 芹

味甘，气平。无毒。益精气，保血脉，利口齿，止烦渴，退五黄，利二便。妇人崩带可止，小儿暴热堪驱。勿和醋食，须防损齿。

苋 实

味甘，气寒。无毒。明眼目，退白翳青盲；杀蛔虫，利大小二便。叶逐瘀血，下胎孕，临产须求。但勿多食，且忌与鳖同食。

胡 荽

味辛，气温。无毒。开心窍，止头疼，散痧疹，消谷食，利五脏，顺二肠。小腹气善通，四肢热能拔。但多食久食，恐损精气人患痔疮者不宜食，因其辛也。

卷　六

果　部

青　皮

味辛、苦，气寒。无毒。入手少阳三焦、胆经，又厥阴肝部引经之药。削坚积，治小腹痛甚良；破滞气，除肠胁痛最捷。劫疝疏肝，消食宽胃。多食损人真气，老弱用者慎之。橘红比之青皮，气味稍缓，可调胃虚气弱。陈皮陈年经久，气味辛烈，可治痰实气壅。东垣云：去白者消痰利气，留白者补胃和中。《汤液》云：陈皮治高，青皮治低。功用大小，于此见之。君白术则益脾，单则损脾；佐甘草则补肺，否则泻肺。同竹茹，治呃逆因热；同干姜，治呃逆因寒。利小水，通五淋，泄泻、霍乱、食积、呃逆必用之药。橘叶，行肝气，导胸膈逆气，散乳胁之痛。橘核，治腰痛，调肾脏之冷。

桃　仁

味苦、甘，气平。无毒。入手足厥阴经。主瘀血血闭、血结血燥，破癥瘕，润大便，通月经，止腹痛，除卒暴击血。苦以破滞血，甘以生新血。桃枭，即桃奴，干小着树不落者也。味苦，气微温，辟恶杀邪，烧灰可止吐血。

杏　仁

味甘、苦，气温。有小毒。入手太阴肺经。为下利之剂，除胸中气逆，消心下急痛，散肺热风寒，通大肠气闭，定喘促，润心肺。丹溪云性热因寒者可用。东垣云杏仁下喘，治气也。桃仁疗狂，治血也。俱治大便燥，但有气血之分。昼则便难，行阳气也；夜则便难，行阴血也。年高人便闭，不可泄也。脉浮在气，杏仁、陈皮；脉沉在血，桃仁、陈皮。陈皮入肺，肺与大肠相为表里，故用为使。

木 瓜

味酸，气温。无毒。入手足太阴经。气脱能固，气滞能和。平胃以滋脾，益肺而去湿。助谷气，调和荣卫。除霍乱，止转筋。脚气能祛，水痢可禁。《衍义》云：木瓜得木之正，故入肝益筋与血。腰背脚膝无力，不可缺也。

梅 实

味酸，气平。无毒。火熏干者为乌梅，日曝干者为白梅。乌梅收敛肺气，解渴除烦，固涩大肠，禁痢止泻。却伤寒温疟，逐劳热骨蒸。同姜茶丸，治休息久痢；与黄柏同用，可止痛安蛔。白梅乌梅敷刀伤，出箭镞，攻恶毒去毒根，贴乳痈。中风牙关紧闭，用此擦牙即开。

梨

味甘、微酸，气寒。无毒。解酒除渴，止嗽除痰。去客热心经，驱烦热肺脏。丹溪云：梨者，利也，流利下行之谓。

柿

润心肺，止嗽；开胃脘，消痰。除瘀血，止吐血，禁热痢，补虚劳。切勿与蟹同食。柿蒂，名丁香。丁香柿蒂汤，治呃逆。

大 枣

味甘，气平、温。无毒。通九窍，稍亚菖蒲；和百药，不让甘草。养脾胃，润心肺，益中气，生津液，补五脏，助十二经。中满、热疾、齿痛者，忌之。

栗

味咸，气温。无毒。专走肾经，堪治肾病。治腰脚无力，厚肠耐饥。多食则滞气膈食，风水气人不宜，味咸故也。壳，煮汁，止翻胃消渴。

安石榴

味甘、酸。无毒。主咽燥渴，多食损肺。丹溪云：榴者，留也。性滞，恋膈成痰。皮可涩肠，更止漏精下痢。花百①叶者，主心热，止吐衄。

荔　枝

味甘、微酸，气温。无毒。驱烦止渴，健气通神。丹溪言其属阳，主散形质之滞气。核煅存性，酒服，治卒心痛，小肠疝气。

龙眼肉

味甘，气平。无毒。除健忘，却怔忡。因其味归脾，故归脾汤中，功与人参并奏。《本经》一名益智，即此也核，去外壳，研末，能治金刃伤。

枇杷叶

味苦，气平。无毒。拭去背毛，姜汁浸炙。下气，止卒暴呕哕；解渴，治肺热久嗽。实，味甘、酸，滋润五脏。少啖，止吐渴；多食，生痰热产洞庭山者，甘美，能止咳嗽。

郁李仁

味酸、苦，气平。无毒。消肌表浮肿而利小便，宣肠中结

---

① 百：通"白"。

气而通关格。破血润燥，亦易成功。

莲子

味甘、涩，气平、寒。无毒。利益十二经脉血气，安静上下君相火邪。禁精泄清心，去腰痛止痢。经秋干黑者，名石莲。入水即沉，入盐卤即浮。更能清心黑发，清心莲子饮用之。

荷鼻①

味苦。安胎甚良。逐瘀血，留好血，兼祛血痢。莲房，烧灰止血甚捷。推胎孕，下胞衣，用须酒服。荷叶，破血止渴，曾载《妇人良方》。易老枳实丸用之，取引生少阳胆经清气。雷头风剂亦用及脾胃病，因形类震仰盂②，震为雷，属木化风开胃，故假以此引经取效。莲须，益肾涩精固髓。藕，甘寒，主血多验，治瘀血不散，止吐衄妄行，破产后血闷。产中忌生冷物，独藕不忌，为能破血也。节，同地黄捣汁，亦治血衄，入热酒童便更验。

鸡头实

即芡实也。味甘，气平。无毒。主湿痹，腰脊膝痛。益精气，强志补中。久服不厌，渐作神仙，故古方用金樱子为丸，名水陆二仙丹也。

菱实

即水菱四角者为芰，两角者为菱。令人脏冷，损气，痿茎。倘啖多腹胀，热酒可解菱壳，其性甚涩，必得隔一二年者可用。能收回已

---

① 荷鼻：荷叶的蒂。
② 震仰盂：来自八卦歌诀，象震卦之形。震卦上面二阴爻，下面一阳爻，正与仰面放着的盂相似。

散之阳，煎服五六下，须避风。

[批] 老年人虚阳上攻头目者禁①。

甘 蔗

味甘，气平。无毒。助脾气和中，解酒毒止渴。沙糖即甘蔗汁煎成。主心肺大肠热，和中助脾。小儿多食，损齿发疳䘌。盖甘生湿，湿生火也。

覆盆子

味甘，气平、微热。无毒。益气温中，补虚续绝，安和五脏，悦泽肌肤。疗中风发热，治肾伤精竭。男子多服强阴，女人多服受孕。

金樱子

味甘、微涩，气平、温。无毒。止梦遗而涩精滑，缩小水而禁遗尿。

山 楂

味甘、辛，气平。无毒。行结气，化食消痰；消滞血，除儿枕痛。脾胃可健，膨胀可除焦山楂能治肉积。

胡 桃

味甘，气温。无毒。食之令人肌健，亦补下元。不可多食，动风生痰，更助肾火。一云去痔疮，消瘰疬。扑伤和酒服，石淋研米尝。

---

① 禁：原字漫漶不清，据文义补。

卷 七

玉石部

丹 砂

味甘，气微寒。生饵无毒，炼服有毒。经云丹砂象火，色赤主心，故能镇养心神，通调血脉，杀精魅，治疮疡，止渴除烦，定魂安魄。煅之取汁，汞，则名水银。除热堕胎，杀虫毙虱，杀金、银、铜、锡毒。熔化还复为丹，得铅则凝，得硫黄则结，同枣肉研则散，得紫河车则伏。以汞再升，则名轻粉，其功惟治外科，所忌一切生肉。

按：水银，以朱砂伏火而成，其性滑动，走而不守，气味俱阳，毒可知矣。宜其蚀脑至尽，入肉百节拘挛也。轻粉则煅而又煅，阳中之阳。更资皂矾，炼成燥烈，比之水银，尤为大毒。近世淫夫淫妇多生恶疮，医者赖以轻粉为君，佐以雄、朱、脑、麝，服之虽效，愈而复发，发则又服。久久手足挛曲，遂成痼疾。盖由药之燥热酷烈，耗其血液，筋失所养，以致是也，良可哀悯。

灵 砂

味甘，气温。无毒未必。用水银、硫黄二味，以水火煅炼而成形。止烦满，通血脉，安魂魄，养精神。杀鬼辟邪，益气明目，令人心灵神明通畅。饲猴猿鹦鹉，辄作人言。

阳起石

即云母根。治肾气乏绝，阴痿不举。更治阴囊湿痒，子脏冷寒。

禹余粮

味甘，气寒。无毒。疗血闭癥瘕，赤白带下；除寒热烦满，咳逆邪伤。经曰重可去怯。禹余粮之重，为镇固之剂也。

紫、白石英

味甘、辛，气温。无毒。白者入肺，紫者入心、肝二经。紫治女子妇人风寒十年无子，疗男子寒热邪气咳逆异常。定惊悸，补心虚，填下焦，安魂魄。白治咳逆胸膈、久寒，理消渴，除阴痿不足。益气除风痹，下气利小便。疗肺痿肺痈，止吐脓吐血。

石膏

又名寒水石。味辛，气微寒。无毒。入手太阴、少阳、足阳明三经。主中风，寒热，恶热，日晡潮热，伤寒时气，头痛如裂，肌肉壮热，心下逆气，喘不能息，口干舌焦，大渴引饮。清金制火，润肺泻胃，除三焦大热。既治胃热不食，又治胃热善消。以辛也，故能解肌出汗，上行至头。以甘也，故能缓脾益气，生津止渴。但胃弱虚寒，血虚发热者，不可误服。

石硫黄

味辛，气温，大热。有毒。至阳之精，能化五金奇物。壮阳道，下焦虚冷，元气将绝者殊功；止寒泻，脾胃衰微，垂命欲绝者立效。病退即已，不宜过剂。坚筋骨，杀疥虫。疗心腹疝癖，却脚膝冷疼，除格拒之寒。实有破邪归正，返滞还清之功也。

按：硫黄性热，每治格拒之寒。倘或此症，兼有伏阳在内，须加阴药为佐可耳。古方太白丹、莱复丹，各有硝石之类，是皆至阳，佐以至阴也。若无伏阳，单患阴症，不必例论。

雄　黄

味甘、苦、辛，气平。无毒。一云气大温，有毒。治疽痔恶疮，杀蛇虺蛊毒。补绝筋破骨，除息肉死肌。妊妇带之，转女为男。雌黄有毒，用与雄黄同，孕妇佩之，转男为女。

赤石脂

味甘、酸、辛，气温。无毒。收敛之剂，可以去脱。敛疮口而长肉，止诸血以归经。养心气，益肾精。凡泄癖下痢、漏下崩中者，以此固脱。白石脂，入大肠经，止泻尤妙。

凝水石

即寒水石。味辛、甘，气寒。无毒。驱胃中热、五脏伏热，解巴豆毒、诸丹石毒。疗身热时气，除积聚邪气。烦满消渴，皮中如火烧者，并可用之李时珍曰：唐宋诸家方药中用寒水石者，乃是石膏也，不可不知。

石钟乳

味甘，气温。无毒。主咳逆上气，疗脚弱冷疼。下乳汁，安五脏，通百节，利九窍，涩滑精，补下焦。强阴益精，令人有子。

按：经云石药之气悍。丹溪云钟乳乃剽悍之剂。夫药性之偏，可用于暂而不可久。石药又偏走之甚者，自唐以来，膏粱之家，惑于方士，以石药体重气厚，服饵长生，而卒受气悍之祸，哀哉。

代赭石

味苦、甘，气寒。无毒，入手少阳三焦、足厥阴肝经。治女人赤沃、崩漏带下、难产堕胎，疗小儿疳疾、泻痢惊痫、脱精尿血。阴痿不起、惊风入腹圣剂。经曰：怯者，惊也。怯则气浮，重剂以镇之。代赭之重，以镇虚怯。

花蕊石

敷金疮出血，治产妇血晕。卒中金刃，刮末敷之。即煅研服，能消瘀血。男以童便和酒下，女以童便醋调吞。

青礞石

力能坠痰，亦可消食。小儿食积羸瘦，女人癥块攻刺。

滑 石

味甘，气大寒。无毒。入足太阳经。利小水，通九窍，泄上气，益精神，逐瘀血，下乳汁。燥湿而实大肠，化食而荡积滞。退寒热，补脾胃，解燥渴，降妄火，功更效也。因其滑利，故以滑名。妊妇忌服。

按：滑石治渴，非实能止渴也。资其利窍，渗去湿热，则脾气冲和，而渴自止耳。假如天令淫湿太过，人患小便不利而渴，正宜用此以渗泄之。若无湿，小便不利而渴者，则内有燥热，但宜滋润，若误服之，是愈亡津液，而渴反盛矣，戒之。

矾 石

味酸、涩，气寒。无毒。劫痰痹，去鼻中息肉；治痰壅，解心肺烦热。收脱肛，涩泻痢，敷疥疮，坚齿骨。稀涎散，用之以吐风痰；蜡矾丸，用之以护内膜。

金 屑

与金箔同。味甘，气平。有毒。一云性多寒，无毒。除邪杀毒，却热去烦。安魂魄，养心神，坚骨髓，和血脉。癫疾狂走，惊痫失志，用此镇之。古方紫雪，用此假其自然气也。

银　屑

与银箔同。味辛，气平。无毒。安五脏，定心神，止惊气，除邪气。癫狂痫症，并用服之，功胜紫雪。

自然铜

味辛，气平。无毒。治跌损，接骨续筋；疗折伤，散血止痛。热酒调服，磨敷痛处。

按：丹溪云：世以自然铜为接血妙药，殊不知跌损之方，贵于补气、补血、补骨。若老弱之人，服此新煅之药，其火毒、金毒相扇，又挟辛香热药之毒，虽有接伤之功，而燥散之祸，甚于刀剑。

铁粉，治癫狂症，能制肝木；铁锈，磨下研末，杀疥疮虫。

铅　丹

味辛，气微寒。即黄丹化铅而成者。主吐逆反胃、惊痫癫疾。煎膏止痛，生肌长肉。经云涩可去脱。铅丹收敛神气，以镇惊者也。

朴　硝

味苦、辛、咸，气寒。无毒。一云有毒。丹溪云：《本经》言无毒，误也。能化七十二种石，不毒而能之乎？主百病寒热邪气，逐六腑积聚固热。破留血留癖，祛停痰痞满。润燥粪，推陈致新；消痈肿，排脓散毒。天行热疾，凡百实热，悉可泻除。

芒　硝

又名马牙硝。主五脏积聚，治久热胃闭。辛能润燥，咸能软坚，苦能泻实。破留血，消痰癖，通月水，散五淋。利大小便，而推陈致新。经云：热淫于内，治以咸寒，佐以苦寒。故大黄、芒硝，相须为使。

硝 石

主病与芒硝同。但朴硝力紧，芒硝次之，而硝石又缓。以之风化，名风化硝。轻而不降，善治顽痰，膏粱之家为要药。

按：丹溪云：三味硝，气味相同，俱善消化祛逐，以之治病致用，病退则已。《本经》谓能炼补益，岂理也哉？若孕妇有可下之症，必兼大黄引导，使之直入大肠，润燥泻热，子母俱安。经曰：有故无损，亦无殒也。此之谓欤。

元明粉

味辛、甘，气寒。治五脏癥结、肠胃宿垢，去滞软积，开痰明目。退心热、烦燥大热，除胃中实热与膈上虚热。丹溪云：硝乃太阴之精华，水之子也，火炼而成，性温，阴中有阳之药，老弱人用此，以代盆硝。

砒 霜

一名信石。味苦、咸。有大毒。截疟除哮，膈上风痰可逐；溃坚磨积，腹中肉积能消。误中其毒，酽醋、冷水、绿豆、羊血，俱可解之。

蓬 砂

一名硼砂。味甘、辛，气温。无毒。治喉中肿痛，去膈上痰热。噙化咽津，缓以取效。

硇 砂

味苦、酸、辛，气温。有毒。因多烂肉，每为外科要药。

按：硇砂，质禀阴石之气，性含阳毒之精。去秽益阳，功用甚著。故能消五金八石，而为五金贼也。

食 盐

味咸，气寒。无毒。洗下部䘌疮，吐中焦痰癖，除心腹卒痛，止齿缝出血。少用，接药入肾；过多，喜咳伤金。走血损筋，肤黑失色。水肿、咳嗽，须忌。

戎 盐

即青盐。主明目目痛、心腹中痛，止衄血吐血、齿舌出血，去烦热痰满，能益气坚骨。

卤 盐

味苦、咸，气寒。无毒。消痰磨积，去湿软坚。邪气蛊毒，消渴狂走，皆可治之。

诸水 ［批］水部

味有甘、辛、咸、淡之殊，性有动、静、缓、急之异。凡欲取用，各有所宜。

长流水与千里水，有来远流长之意，治手足四末之疾。顺流水与东流水，有顺行无碍之义，利便溺滞留之病。逆流水，取其回旋倒逆，可吐上面胸膈风痰。急流水，取其急趋疾下，可去下体腿胯湿①疼。

井华水，清晨井中第一汲者，取天一真结之浮于水面，故可以煮补阴之药。新汲水，井中新汲者，取其清洁而无混杂，故用以煮清凉之药。

春雨水，取于立春日，其气得春升生发之气，故中气不足，清气不升者用之。秋露水，取于秋分时，其性禀收敛肃杀之气，

---

① 湿：原作"温"，据《本草蒙筌·卷之八·石部·诸水》改。

故逐祟杀虫者用之。

半天河水，即上池中水，不受污浊，而质清洁，主蛊毒，杀鬼精而炼丹药。无根水，即地上无源之水天雨水清成，积留不动，而有土气，可调脾胃，进饮食而补中气。

山泉水，味甘，平，主消渴反胃、热痢、热淋、小便赤涩。

腊雪水，味甘，冷，治天行瘟疫、酒热暴热、癫痫狂热。

甘澜水，扬擢沫液，盈于水面，取其味甘温而性柔缓，用治阴证伤寒。

地浆水，掘坎沃水，搅浊澄清，取其解诸毒而祛烦闷，可止心烦热渴。

热汤，得阳气，行经络。脐冷腹痛者，坐浸至腹，生阳诸药，无出于此。观虚寒人，坐热汤中，必作战栗，可见矣阴阳水，取热河水、冷井水，对半合成，能治阴阳不和之病。

生熟汤，以热盐投其中，可吐宿食，毒恶、霍乱、疟疾、胎胀而腹中不稳者，吐之立愈。

按：经云：水入于经，其血乃成；谷入于胃，脉道乃行。又曰：水去则荣散，谷消则胃亡。水之关系于人大矣，岂独谷之可以养生乎？

伏龙肝

即灶心黄土。味辛，气温。无毒。妊娠时疫，敷脐可以安胎。痈肿毒气，醋调可以消散。腹中痛者，水调服之。兼疗中风不语，更止吐血崩中。

百草霜

即锅底墨煤。血部要剂。因黑胜血，或酒或水研调服之。

东壁土

气温，无毒。扶脾益胃，以类相从。用炒白术，专主注泻。

梁上尘

名乌龙尾。气平、微寒。无毒蛛丝与尘灰结成，有毒。治伤寒阳毒发斑烦渴者，仲景黑奴丸用之。

故鞋底土

取自己穿者，将土研末，水吞。适①他方，不服水土者，立效。

石 灰

味辛，气温。性烈有毒。纳牛胆中阴干，敷刀伤止血。和糯米以蒸透，点疣痣去根。煎洗产妇阴户不合。酒味如酸，投之即解。

---

① 适：往，到。

卷 八

兽 部

虎 骨

味辛，气微温。无毒。辟邪恶，止惊悸，坚筋骨，去风挛。用骨以治痛风者，取风从虎之义。盖虎金也，属阴，风木也，属阳，虎啸风从，乃木被金制，自然之理也。用其骨可以追风定痛，此非阴出阳藏之义乎？且虎最有力，而虎胫又力之所聚，故胫骨以补腰膝之弱。

象 牙

气平，无毒。生煎，可通小便闭涩，又止小便过多。

牛 黄

味苦，气平。有小毒。惟入肝经，专主筋病。疗小儿诸痫惊吊，客忤口噤不开；大人癫狂发痓，中风痰壅不语。除邪魅，逐鬼气，定魄安魂。

牛肉，味甘属土，养脾胃，消水肿。霞天膏用之，以去陈莝。

牛胆，味苦，大寒，除热燥。

胆南星，用之消风痰。

牛乳，养血而补虚，可润胃中干槁。

牛角䚡牛角杪尖，气温而性涩，可治崩带肠风。

败鼓皮能诛蛊毒，患蛊胀者，不可弃之。

驴　屎

治反胃，退水肿。牝驴，治燥水殊功。驳①驴者，湿水神效。驴溺，杀虫，亦治噎膈。

阿　胶

味甘、辛，气平、微温。无毒。入手太阴经及足厥阴、少阴经。养肝气，益肺金，定喘促，止泻痢。腰腹痛而四肢酸冷，劳伤极而洒如疟状，肺虚久嗽而吐脓血者，非此不除。血虚下虚而不安者，在所必用。

按：煎胶用皮，取其发散皮肤外也。而乌胶又取乌驴，如乌鸡乌蛇之类，物虽治风，而更取乌黑属水，以制其热则生风之义。东阿井水，乃济水所注，性急下趋，清而且重，用之煎胶，必须搅过澄清，服者能去污浊，以及逆上之痰也。

猪　肤

味甘，气微寒。无毒。附皮黑肤，肤浅之义。《汤液》云：猪为水畜之流，其气必先入肾，少阴客热，惟此解之。仲景用猪肤汤，义本此也。

猪悬蹄，去悬痈内蚀，兼理痔疮。

猪肺，多食补肺，更袪咳嗽。

猪胆汁，解伤寒热渴。

猪心血，能养血安神。

煨肾散，用肾以治腰疼；莲脂丸，用脂以扶胃弱；莲壳丸，用肠脏和剂，能消内痔肠风；虎潜丸，用脊髓为丸，可佐真阴生髓。

---

① 驳（fù 父）：《玉篇》："牡马也。"此指公驴。

食肉令人虚肌，动痰动风甚捷。

按：丹溪云：猪肉惟补气，补气即补阳。人身阳常有余，阴常不足。凡患虚损症者，俱属阴虚。谓多食肉能补，是犹以火济火，反助有余，愈损不足矣。盖肉性本热本热之热疑寒字，入胃则热便作，热作则生痰，痰生则气不升降，诸证悉至。每见外感者食之，病必增剧；患疟者食之，疟必不止；患金疮者食之，血液衰涸。肥人多食，动风发痰；瘦人多食，助火作热。是皆助其有余之邪也，不可不知东按：患疔疮者，忌食，误则杀人。

熊 胆

味苦，气寒。治时气热盛而变黄疸，疗小儿痰壅而发惊痫。祛五痔杀虫，治恶疮久痔。

鹿 茸

味甘、酸。又云苦、辛，气温。无毒。主腰痛，脚膝软，四肢酸疼，虚劳如疟。治恶血溺血而破留血，止崩中带下而散石淋。止泄精，利小便，除寒热，定惊痫，退骨蒸，解疽痒。强志益气，坚齿延年。

鹿 角

味咸，气温。逐鬼辟邪，轻身益气。阴中留血，小便急痛。续绝伤，强筋骨，消痈毒，愈恶疮。妇人梦与鬼交，取末服之即已。鹿角胶，名白胶，主伤中①劳绝，益气补中。扶虚赢，去腰痛，止痛安胎。血闭无子，吐血下血，崩中漏下，赤白淋露，折损，并皆治之。鹿角霜，主治相同，功力稍缓。鹿髓，壮阳而填骨髓。鹿肾，补中而益肾元。鹿血，补血，更止腰疼。

① 中：原脱，据《神农本草经辑注·卷二·上药·白胶》补。

麋　角

味甘。无毒。

按：鹿角补阴，麋角补阳。故冬至一阳生而麋角解，夏至一阴生而鹿角解。麋鹿之角，自生至坚，不及两月，大者二十余斤，其坚如石，凡骨髓之类，生长无速于此。骨坚，所以能补骨肉，坚阳道而强骨髓也。

犀　角

味苦、酸、咸。一云辛、甘，气寒。无毒。入阳明经。疗伤寒瘟疫，头痛烦闷，大热发狂，中风失音，小儿风热惊痫，痈肿化脓破血。安神止烦，镇肝明目。吐血衄血者，如无犀角，以升麻代之。盖犀角地黄汤，阳明经之圣药。故用升麻，引诸药入阳明耳，别用则不可代。

按：丹溪云：犀角属阳，其性走散，痘后用之，以散余毒。若无余毒，而血虚或燥热者，不宜用。又云鹿取茸，犀取尖，其精锐之力，尽在是矣。

羚羊角

味酸、苦，气寒。无毒。因性属木，专走肝经。缘味苦寒，当加紫雪。解伤寒寒热在于肌肤，散温风痒毒伏于骨肉。安心气，疗魇寐不祥；除邪气，治惊梦狂越。小儿惊痫发搐，产妇败血攻心。强筋明目，益气壮阴。

麝　香

味辛，气温。无毒。辟恶气，杀精物，去三虫，疗痫痉。催生堕胎，通关利窍。除恍惚惊怖，镇心安神；疗痈疽疮肿，蚀脓逐血。主通小水，可吐风痰。

猬　皮

味苦，气平。无毒。主肠风泻血，五痔阴蚀。治胃逆兼开胃气，止鼻衄，更消鼻痔。阴肿痛引腰背如神，诸疝痛引小腹①立效。

羊　肉

味甘，大热。专补形骸。主脏气寒虚，肌肉黄瘦，开胃止吐，益肾助阳，伤寒疟疾，水肿。孕妇切忌莫食。

按：《十剂》云：补可以去弱，人参、羊肉是也。夫人参补气，在中；羊肉补形，在表。补之名虽同，补之实则异。虚羸之人，不可误服。

犬　肉

味酸而咸，性稍温热。安五脏，益气力，壮阳道，补绝伤。阴虚火动者，所宜深忌。

按：丹溪云：人身之虚，皆阴虚也。阴虚则阳必亢，用此为补，宁无助火添病乎？世俗言其大补，治虚损而啖之，误人多矣。

---

① 腹：原作"复"，据文义改。

卷　九

禽　部

丹雄鸡

味甘，气微温。无毒。补虚温胃，通神止血。

白雄鸡

下气补肺，止渴除邪。

乌雄鸡

补中止痛，伤折痈疽。鸡内金，即肶胵①中黄皮，性寒。亦云去烦热，男子泄痢遗溺，女人漏下崩中并治小儿脾胃病，食物不化者，以此治之。鸡屎白，微寒，主消渴，疗伤寒，利小便，止遗溺。仲景鸡②屎白散，以治转筋。《素问》鸡屎醴，以消膨胀小儿夜啼，以鸡屎纳儿之脐中，男用雌鸡屎，女用雄，甚效。

乌雌鸡

主风寒湿痹，五缓六急，安胎，通月经，破宿生新。产后虚羸，益色助气。卵即蛋也，补真阴，更止产血。丹溪云：阴不足者，以甘补之。鸡子黄、阿胶之甘，可以补血。黄雌鸡，益气疗劳伤，中满消渴，便数不禁，肠澼泄痢。卵安五脏，去风痰，镇心止惊，妊娠热疾。

按：鸡之种类最多，古今方书多用，然皆以乌者为优。丹溪云：鸡属金，有土与木火所禀者，惟少水耳。今得色之乌者，

---

① 肶胵：原作"胵"，据文义改。
② 鸡：原脱，据文义补。

则五行全，其不致偏胜。用之治病，岂不为优？取义实由于此。又云：鸡性补，能助湿中之火，病邪得之为有助而加剧。然非但鸡也，凡有血气物，如鱼肉之类，皆助药病者也腥气各物皆能解药性。寇氏谓其属巽①而动风，岂但有风人不可食而已哉？

白鸭屎

性寒，有毒②。解结缚，散蓄血。杀石药毒，主热毒痢。肉味微寒，补虚最胜，除热更良。利小便，消胀肿。葛可久用治劳怯，有白凤膏方。

白鹅膏

气微寒。无毒。两耳卒聋，以膏灌之。肉主消渴，利五脏，多食恐发痼疾。

雁 肪

味③甘，气平。无毒。专主风挛，能补劳瘦。

雀 卵

味酸，气温。无毒。起阴痿，补精衰，多精有子，专主丈夫。肉大温，壮阳益气而暖腰膝。

---

① 巽：八卦之一，代表风。
② 有毒：《本草蒙筌·卷之十·禽部·白鸭屎》作"无毒"。
③ 味：原作"气"，据文义改。

卷 十

虫鱼部

伏 翼

即蝙蝠。味咸，气平。无毒。主明目，令人媚好。逐五淋，利水道。粪名夜明砂，治瘰疬，下死胎。

蛤 蚧

味咸，气平。有小毒。雌雄两用，功全在尾。口含少许，奔走百步不喘。主肺虚咳嗽，治肺痿咯血。下淋沥，通水道。

蝼 蛄

味咸，气寒。无毒。治十种水病，肿满，喘促，小便不利。又云自腰以前甚涩，主止二便；自腰以后甚利，主通二便。溃痈，出刺，哽①咽，难产，无不兼治。

石 蜜

味甘，气平、微温。无毒。三年一取者气味浓，一年一取者气味薄。故《本经》以石蜜优，家蜜劣也。益气补中，润燥解毒。养脾胃，却痛痊，止肠癖，除口疮。疗心腹卒痛，补五脏不足。除众病，和百药。补阴丸，取其甘缓难化，可达下焦；点眼膏，资其百花酿成，能生神气。

五灵脂

味甘，气温。无毒。行血宜生，止血宜炒。通经闭及经不

---

① 哽：原作"硬"，据文义改。

止，去心痛并血气刺痛。通利气脉，心腹冷气，产妇血晕，小儿五疳。

斑 蝥

味辛，气寒。有大毒。破石癃，通水道，去积血，坠胎孕。瘰疬恶疮，死肌疽蚀，皆治。

蝎

味甘、辛。有毒。疗小儿风痫手足抽掣，祛大人中风口眼喎斜。却风痰、耳聋，解风毒、瘾疹。

木 虻

味苦，气平、微寒。有毒。逐瘀血血闭、寒热酸𢘑①，止两目赤疼、眦伤泪出。

蟾 酥

去毒如神，外科要药。

白僵蚕

味咸、辛，气平。升也，阴中阳也，属火，有土与木，得金②气僵而不化，无毒。一云性温，有小毒。主小儿惊痫夜啼，治妇人崩中赤白，中风失音，一切风痰。东垣云：治皮肤间风肿如虫行。丹溪治喉痹，散痰结。盖取其火中清化之气，以从治相火，散浊逆结滞之痰耳。原蚕蛾，即茧内变化者。用雄者，取其敏于生育，有小毒。益精气而固精，强阴道而暖肾。蚕沙，性亦温。治湿痹筋骨瘫③痪，主肠鸣消渴热中。缫丝汤，治消

---

① 𢘑（sī 司）：战栗。

② 金：原作"食"，据文义改。

③ 瘫：原作"摊"，据文义改。

渴。丹溪云：此物属火，有金之用，能泄膀胱水中相火，以引清气，上朝于口。或以茧壳丝绵，煎汤饮之，亦效。

桑螵蛸

味酸、甘，气平。无毒。主女人血闭腰痛，治男子虚损肾衰。益气强阴，补中除疝。止精泄而愈白浊，通淋闭以利小便，又禁小便治遗。故《本经》注云：凡梦遗方中，不可缺也。

按：螵蛸，荆棘树上皆有，独取桑上者，盖得桑之津液也。如无桑上者，以炙桑白皮代之。桑白皮，善行水，欲其接引，以达肾经之意。

白花蛇

味甘、咸，气温。有毒。主中风湿痹不仁，筋脉拘挛，口面㖞斜，半身不遂，骨节疼痛，大风疥癞，暴风瘙痒。蛇性善窜，故用治风，引邪气竟赴风处。此蛇功效，速于诸蛇，然大毒，头尾各一尺尤甚，用须去之。

乌　蛇

味甘，气平。无毒。主中风顽痹，瘾疹疥癣，皮肤不仁。此蛇性善，不噬物，故主治功力略缓。

蚺蛇胆

味甘，气寒。有小毒。主心腹蛊痛，下部蟹疮，及目肿，小儿五疳。

蛇　蜕

味辛、甘，气平。无毒。主小儿百二十种惊痫蛊毒。止呕辟恶，明目去翳。火熬之良，疗诸恶疮。

鳖 甲

味咸、甘，气平。无毒。以童便渍之，可治劳热骨蒸；以酽醋炙之，可消癥瘕痞积。祛寒热，疗温疟。小儿胁下坚癖，妇人五色漏下，羸瘦坠胎者，酒调末服之。头烧灰，治脱肛。肉味甘，性冷，主伤中，益气而补不足，益阴而凉血热。然癥瘕者，不可过多。盖甲主散，而肉主聚也。

蛤 蜊

性冷，无毒。润五脏，止消渴，解酒毒，开胃气。壳研末，主老人顽痰，消血块，去热，立效。

龟 甲

味咸、甘，气平。一云属金有水。阴中阳也。无毒，又云有毒。专补阴衰，大能滋肾。漏下崩带癥瘕，痎疟肌体寒热，腰背疼痛，皆其主治。

按：丹溪云：大有补阴之功，而力猛兼祛瘀血。续筋骨，治劳倦。益气资智，使人能食。龟乃阴中至阴之物，禀北方之气而生，故能补阴血不足。匪①特补足真元，抑且引达诸药。又方家以其灵于物，故用以补心，甚验。

文 蛤

味苦、咸，气平、寒。无毒。仲景《伤寒》书有文蛤散，利水则咸能走肾，坠疾则因咸软坚。止渴燥湿，收涩固剂，又治疝痛。海蛤，利膀胱大小二肠，消水肿胀满邪气，降胸胁逆壅，定喘息咳痰。阴痿可坚，喉渴可止。海石，即海蛤，异名同类。海粉，巧煅研海石而成，皆因咸能软竖，并治顽痰结块。

---

① 匪：不仅，不但。

按：丹溪云：海粉即海石，以蛤粉亦可。可见海石、蛤粉虽是二物，可相通为治者也。海蛤壳，在海中风涛礲砺①，廉稜②消尽，有似碎石，故曰海石。炼治成粉，故曰海粉。其蛤粉，乃烧蛤蜊壳而成。故蛤粉之新，终不及海石之陈也。

牡　蛎

味咸，气平、微寒。无毒。入足少阴肾经。除老血，软积痞。疗赤白带下，去胸胁结痛。涩大小肠，止大小便。疗泄精，强骨节。以柴胡引之，能去胁下硬；以茶引之，能消结核；以大黄引之，能去股间肿。以地黄为使，能益精，收涩小便；和杜仲服之，止盗汗；和麻黄根、蛇床子、干姜为粉，去阴汗。

瓦楞子

味咸，气温。无毒。即蚶子壳。大如拳者，力优。消妇人血块癥瘕，逐一切痰癖积聚。

水　蛭

即蚂蝗蜞。味咸、苦，气平、微寒。有毒。仲景伤寒蓄血，抵当汤用之。治折伤，利水道，通月信，堕妊娠。加麝香与酒调，蓄血神效。盖苦走血，咸胜血，故耳。

龙　骨

味甘，气微寒。阳也。无毒。五色俱者为上，白者为中，黄次之，而黑为下。舐之黏舌者可用。闭涩大肠滑泻，收禁正气浮越。止肠风及妇人崩带，禁梦泄并小儿惊痫。散坚结，消癥瘕，固虚汗，缩小便。经云涩可去脱，此之谓也。龙齿，定

---

① 礲（lóng 龙）砺：磨，打磨。
② 廉稜：棱角。

心安魂。龙角，却惊退热。紫梢花，即其遗溺，阴冷、无孕者求之。

按：龙，春分登天，秋分潜渊，物之至灵者也。故龙火与人火相反，得湿而焰，遇水乃燔。以火逐之，则燔熄而焰灭矣。《卫生宝鉴》云：龙齿安魂，虎睛定魄，各言其类也。东方苍龙，木也，属肝藏魂；西方白虎，金也，属肺藏魄。龙能变化，故魂游不定；虎能专静，故魄止能守。是魄不宁者，治以虎睛；魂飞扬者，治以龙齿。万物有成理，亦在夫人之达而已矣。

鲫　鱼

味甘，气温。无毒。和中虚，补理胃弱饮食不下。禁痢止泻，主肠癖、水谷不调。丹溪云：诸鱼属火，惟鲫鱼属土，故能入阳明，而有调胃实肠之功。若多食，亦未尝不起火也。又云：诸鱼无一息之停，故动风，反动痰火。

海螵蛸

即乌贼鱼骨。味咸，气微温。无毒。主漏下赤白，寒热癥瘕，惊气入腹，环脐疼痛。兼消目翳，更燥疮脓。

石首鱼

味甘，无毒。和莼菜作羹，开胃益气。干之名鲞，炙食之，消瓜成水，主腹胀食积不消。头中有石，或磨服，或烧灰，下石淋。

青鱼胆

主目睛。滴目中，并涂恶疮。

卷十一

人　部

紫河车

味甘，气大温。无毒。疗诸虚百损、痨瘵传尸，治五劳七伤、骨蒸潮热。咳嗽音哑，体削发枯，吐衄，并宜滋补。更尤女人，俾育胎孕。气虚者同补气药，血虚者同补血药，虚劳者以骨蒸药佐之。

按：紫河车，即胞衣也。子孕胞内，脐系于胞，胞系母腰，受母之荫，精血相乘，元气所钟。其名河车者，盖谓天地之先，阴阳之祖，乾坤之橐龠①，而铅汞②之匡廓③。胞中之子，载而乘之，故取象立名也。紫者，红黑相杂之色，红属火为阳，黑属水为阴。谓阴阳两气并具，而不杂耳。故河车虽成后天之形，而实禀先天之气。以之治病，诚夺神工。方名大造，而以生育拟之，岂虚语哉？

人乳汁

味甘，气平寒。无毒清晨开水温服，可以却病延年，润肺滋脾，填骨髓，安五脏，除百病。晒干为粉，可治膈症。忌吃香燥物。与醇酒和饮，可以流行经络。四物汤中可补精血，四君子内可益元阳。健四肢，荣五脏，明眼目，悦颜容。肌瘦皮黄，毛焦发稿，筋挛骨

---

① 橐龠（tuóyuè 驼跃）：古代的一种鼓风器具，此喻生命的动力。

② 铅汞：铅为命，汞为性，此喻人的性命。铅汞相和而结丹，故铅汞亦常喻为炼丹。

③ 匡廓：轮廓，边廓。此喻性命的雏形。

痿，肠胃闭涩者，不可不服。

按：妇人之血，下降为月经，上升为乳汁。乳汁断，月经通。乳汁行，月经闭。异名同类，人所共知。经云：目得血能视，耳得血能听，手得血能摄，掌得血能握，足得血能步，脏得血能液，腑得血能气，是则人身所养，无不资是血之流通也。动作过多，不免衰涸，人乳补之，以类相从，如灯之添油也。地黄当归，非不补血。但草木①之流，皆得天地之偏气。用治血病，为固有余；用补血衰，岂能及乳汁之一二耶？

发　髲②

又名血余。味苦，气温。补阴甚捷。吐血衄血，血闷血淋，用之即止③。风痉、惊痫、五癃④、关格，并可治之。

金　汁

味寒。治天行热狂，疗阴虚燥热。祛一切疮，解一切毒。

人中黄

性冷。丹溪用之，以治瘟毒。

人　溺

即童便。气凉。降火最速。祛劳热咳嗽，止鼻衄吐血。治跌扑瘀血作痛，除产后败血攻心。下难产胞衣，淋毒伤患处。轮回酒，蠲除诸积，荡涤肠胃自己小便，名还元汤，最能降火，又名回

---

①　草木：原作"木通"，据《本草蒙荃·卷之十二·人部·人乳汁》改。

②　髲（bì 必）：原字迹模糊，据目录补。益发。因发少以他人之发益之，即假发。

③　止：原作"吐"，据《本草蒙荃·卷之十二·人部·发髲》改。

④　癃：原作"瘕"，据文义改。

龙汤。

人中白

去传尸劳热，止肺痈吐血并治外症，涂之。即夜壶中砂或坑缸底上之砂，要清水漂净，收藏隔二三年，陈久方可用。

秋 石

以人溺炼成。滋肾水返本还元，养丹田归根复命。安和五脏，润泽三焦。消咳逆稠痰，退骨蒸邪热。明目清心，软坚消块。鼓胀者可以代盐。

天灵盖

味咸，气平。无毒。年深陈久者佳。疗久发温疟寒热，治传尸骨蒸劳瘵于心何忍，不宜用，慎之。此症修德，力行善事，可解。

附　录

引经报使

小肠膀胱属太阳，藁本羌活是本乡。

三焦胆与肝胞络，少阳厥阴柴胡强。

大肠阳明并足胃，葛根白芷升麻当。

太阴肺脉中焦起，白芷升麻葱白乡。

脾经足与肺经异，升麻兼之白芍详。

手少阴心独活主，肾经独活加桂良。

通经用此药为使，岂能有病在膏肓。

　[批] 按：此皆外感杂症引药，若内伤虚损，须于前五脏虚实补泻药内求之，见《本草总揽》。

六　陈

枳壳陈皮并半夏，茱萸狼毒及麻黄。

六般之药宜陈久，久用方知功效良。

十八反

本草明言十八反，逐一从头说与君。

人参芍药与沙参，细辛元参及紫苏。

苦参丹参并前药，一见藜芦便杀人。

白及白蔹并半夏，瓜蒌贝母五般真。

莫见乌头与乌喙，逢之一反疾如神。

大戟芫花并海藻，甘遂已上反甘草。

若还吐蛊用翻肠，寻常用之都不好。

蜂蜜①莫与葱根见蜜亦与鲊反，石决明休见云母。

藜芦莫使酒来浸，人若犯之都是病。

［批］食鳖不可与苋菜及红柿同食。食黄颡鱼不可食荆芥，石斑小鱼亦与荆芥反。木鳖子不可与猪肉同食。石膏与荞麦反。南瓜不可与羊肉同食。以上诸反，犯之立死，见类案食忌门。

十九畏

硫黄元是火之精，朴硝一见便相争。

水银莫与砒霜见，狼毒最怕密陀僧。

巴豆性烈最为上，便与牵牛不顺情。

丁香莫与郁金见，牙硝难合京三棱。

川乌草乌不顺犀，人参又忌五灵脂。

官桂善能调冷气，石脂相见便跷蹊。

大凡修合看顺逆，炮烘炙煿要精微。

妊娠禁药

蚖斑水蛭及虻虫，乌头附子配天雄。

野葛水银并巴豆，牛膝薏苡与蜈蚣。

三棱代赭芫花射，大戟蛇蜕黄雌雄。

牙硝芒硝牡丹桂，槐花牵牛皂角同。

半夏南星与木通草，瞿麦干姜桃仁通蓬术。

硇砂干漆鳖蟹爪，地胆茅根都不中。

［批］按：《医宗金鉴》云：胎前用药三禁，胎前清热养血，主理脾疏气是为兼。三禁汗下利小便，随症虚实寒热看。

---

① 蜂蜜：原作"蜜蜂"，据文义改。

膨胀忌服

白术黄芪白茯苓，蜜糖大枣及黄精。
二冬二麦并五味，误用痰涎必上升。

校注后记

一、作者考证

《本草明览》撰者佚名，由清代钮文鳌于咸丰四年借抄于刘东孟家。但查询《中医人物辞典》《中医人名辞典》，均未查到钮、刘二人相关记述。该抄本目录之后所载志中叙及抄本由来，并记有"仙洲钮文鳌志"。据此，钮文鳌应为仙洲人。据史为乐主编《中国历史地名大辞典》载，仙洲在今福建南平市东。但此处仙洲是否即钮文鳌乡里，尚不得而知。

二、版本情况

据《中国中医古籍总目》《全国中医图书联合目录》《中国医籍大辞典》《中国本草要籍考》《历代中药文献精华》记载，本书传世仅有清咸丰四年甲寅（1854）钮文鳌抄本，藏于上海图书馆。2000 年华夏出版社《中国本草全书》影录此书。

《本草明览》正文 79 页，于中缝记有大写页号，目录 6 页，不记页号，全书共 85 页。正文中缝除记页号外，另记有该页所载药物名称，以便查检。正文每页 12 × 2 = 24 列，每列 22 字，全书近 5 万字。部分正文中间有夹注，页框上边有眉批，疑为钮文鳌抄书时所加。夹注多为补充相关本草学内容，眉批多为评述，属有感随性而注。

三、主要内容

全书 11 卷，分草、木、谷、菜、果、玉石、兽、禽、虫鱼、人 10 部。该书载药数目，众说不一，据抄本目录各部药物相加，共计 388 种。尚志钧于《中国本草要籍考》《历代中药文献精华》二书提要中亦计为 388 种。然细数每一部下实际药物数目，却有出入，如卷二草部，原书计 119 种，实数为 108 种，卷七玉石部，原书计 42 种，实数为 37 种等等。裘沛然主编的《中国医籍大辞典》中该抄本提要记述收载药物 377 种，郑金生于《中国本草全书》该抄本影印本解题中记述收载药物 332 种。至于说法不一之缘由，有可能是计数方法不一，亦可能计数有误。

据重新考证，根据原书目录各卷计数统计，共有药物条目 388 条，但有的只有目录，正文缺内容，正文实际条目 375 条。正文条目下有的不止一味药物，如防己分汉、防二种，故实为二味；猪肤条目录仅注"身内之物多附"，一般作一种统计，但实际包括猪肤、猪悬蹄、猪胆、猪心血、猪肾、猪脂、猪脊髓、猪肉共 9 味。经统计，全书实际记载药物 370 余味。每药记述性味、归经、反畏、功效等，间引历代医家论述，后加按语，对药性理论和临床用药有所发挥，书末附引经报使、六陈、十八反、十九畏、妊娠禁药以及膨胀忌服等内容。

四、学术评价

1. 文献源流

据《中国本草要籍考》描述，清代本草著作有 400 多部，除少数专门性本草以及少数地方性本草于内容上有新见外，绝大部分本草均未能超越《本草纲目》，多为摘录《本草纲目》编辑成书。

经抽取该书部分药物与金陵本《本草纲目》核对，发现其内容整体上虽未超越《本草纲目》，但更为简洁明了、通俗易懂，更具实用性。此外，在药性、功效等方面也略有出入，如何首乌《本草纲目》作味苦、涩，该书作味苦、甘、涩；再如斑蝥，《本草纲目》作有毒，该书大毒等等。作者对药性理论和临床用药有所发挥，值得进一步研究。此外，经抽取个别药物与《中华本草》中所引录各本草学著作相比较，未发现与某一部著作有完全雷同之处。该书书末所附引经报使、六陈等内容，亦是其他本草学著作中较少见者。

经与明代陈嘉谟《本草蒙筌》比较，该书内容与之较为接近，故而是书编写极有可能参阅《本草蒙筌》。

2. 学术内涵

全书正文分为二部分：一是药物各论（卷一至十），二是药性理论（附录）。药物各论共收载药物370余味，每药下记述药性、功效、主治、药论等内容，部分常用药如人参、黄芪等除正文外，并有注解以补充正文论述之不足，所述内容包括药性、功能主治、配伍、其他部位、药论等方面。但亦有一些药物论述甚为简单，甚者只有药性和功能主治，并无详细药论。

附录部分介绍了引经报使、六陈、十八反、十九畏、妊娠禁药、膨胀忌服，但前五项基本是引录前贤之论，惟"膨胀忌服"可谓首载，但这些论述在应用中须视实际情况而定，不必拘泥。

3. 文献特点

《本草明览》与大多明清本草文献一样，属节录性文献著作，内容多取自前代本草如《本草纲目》《本草蒙筌》等，但予以融汇化裁，并非文献摘录，特别是药性与功能主治部分多用自己语言。

该书虽为临床类本草著作，但其编排采用自然分类法，与一般临床类本草著作有所区别。书中所载药物均为临床常用药，非常用药不予论述，且所述简明扼要，层次分明，较为切合实用。但有些药物所述过于简略，不能全面反映药物的性效特点。

总 书 目

I

本　草

方　书

卫生编

袖珍方

仁术便览

古方汇精

圣济总录

众妙仙方

李氏医鉴

医方丛话

医方约说

医方便览

乾坤生意

悬袖便方

救急易方

程氏释方

集古良方

摄生总论

辨症良方

活人心法（朱权）

卫生家宝方

寿世简便集

医方大成论

医方考绳愆

鸡峰普济方

饲鹤亭集方

临症经验方

思济堂方书

济世碎金方

揣摩有得集

亟斋急应奇方

乾坤生意秘韫

简易普济良方

内外验方秘传

名方类证医书大全

新编南北经验医方大成

临证综合

医级

医悟

丹台玉案

玉机辨症

古今医诗

本草权度

弄丸心法

医林绳墨

医学碎金

医学粹精

医宗备要

医宗宝镜

医宗撮精

医经小学

医垒元戎

医家四要

证治要义

松厓医径

扁鹊心书

素仙简要

慎斋遗书

折肱漫录

丹溪心法附余

IV